청춘 치료,
골든타임을 잡아라

청춘 치료,
골든타임을 잡아라

펴낸날 초판 1쇄 2015년 8월 1일

지은이 정성삼 · 김훈 · 김주현

펴낸이 임호준
이사 홍헌표
편집장 김소중
책임 편집 김유경 ｜ **편집 1팀** 장재순 안진숙
디자인 왕윤경 김효숙 ｜ **마케팅** 강진수 임한호 강슬기
경영지원 나은혜 박석호 ｜ **e-비즈** 표형원 이용직 김준홍 류현정

일러스트 영수
인쇄 (주)웰컴피앤피

펴낸곳 (주)헬스조선 ｜ **발행처** (주)헬스조선 ｜ **출판등록** 제2-4324호 2006년 1월 12일
주소 서울특별시 중구 세종대로 21길 30 ｜ **전화** (02) 724-7636 ｜ **팩스** (02) 722-9339

ⓒ 세바른병원, 2015

ISBN 979-11-5846-008-2   13510

• 이 도서의 국립중앙도서관 출판예정도서목록(CIP)은 서지정보유통지원시스템 홈페이지(http://seoji.nl.go.kr)와
  국가자료공동목록시스템(http://www.nl.go.kr/kolisnet)에서 이용하실 수 있습니다. (CIP제어번호 : CIP2015019235)

청춘 치료,
골든타임을 잡아라

정성삼 · 김훈 · 김주현 지음

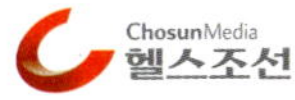
ChosunMedia
헬스조선

통증에 귀를 기울이고 절대로 참지 마세요!

의사 입장에서 '통증'은 환자의 상태를 알려주는 고마운 친구이다. 특히 척추 질환자들은 통증 때문에 병원을 찾는다. 목이나 어깨, 허리와 다리가 아파서 참을 수 없을 때가 되어야 환자들은 시간을 내고 불편을 감수하며 병원을 찾는다. 덕분에 탈이 난 몸은 하루 빨리 치료를 시작할 수 있고, 바쁜 일상에서 벗어나 잠시 쉴 수 있게 된다. 환자들은 "아파서 꼼짝할 수 없다", "너무 힘들고 불편해 병원을 찾았다"고 하지만 몸의 입장에서는 "이제야 좀 쉴 시간이 생겼다", "나를 봐주고 치료해줘서 고맙다"고 하는 것이다.

하지만 척추 전문의로서 환자들의 통증에 귀를 기울이고 있노라면 안타까운 마음이 들 때가 많다. 첫째는 "참고 이겨보겠다"는 생각으로 환자가 통증을 오랫동안 방치한 경우이다. "세월이 약이니 지나면 낫겠지", "어차피 통증은 반복되는 거지"라며 통증을 가볍게 취급하다 병원을 찾았을 때 몸은 이미 만신창이가 되어 있다. 두 번째는 통증이 주는 의미를 잘 해석하지 못해 적절한 치료를 받지 못한 경우이다. 우리나라의 만성통증 환자들은 평균 여섯 명의 의사를 거친다고 한다. 만성통증으로 오인된 환자 중에 알고 보면 척추 질환을 앓는 환자들도 많아 의사로서 책임을 느끼기도 한다.

척추 전문의인 우리 세 명은 환자들의 척추 건강에 누구보다 큰 책임감을 느끼기 때문에 척추 질환에 대한 바른 가이드를 제공하고자 힘을 합쳐 책을 쓰게 됐다. 무작정 통증을 참아내고 병원을 꺼리는 환자들이 부디 통증의 신호를 알아차리고 척추 건강에 보다 관심을 기울여주었으면 한다.

모든 치료란 적절한 방법으로 적시에 해야 한다. 특히 척추 치료는 '참고 견디며 시간을 끄는 것'이 좋지 않다. 척추는 자연적 노화로 인한 질병이 많이 생기는 신체 부위이다. 자연 회복을 기대하며 보존적 치료를 잘해주면 경과가 좋은 편이지만 모든 척추 질환이 그런 것은 아니기에 문제가 된다.

척추관협착증이나 척추압박골절은 적시에 치료를 하지 않으면 통증이 가중되어 생활이 피폐해지고 삶의 질이 급속도로 떨어진다. 환자들 중에는 척추 질환을 원인으로 발생한 2차 질환 때문에 더 고생하는 경우도 있다. 일상생활을 하지 못하고 누워서 지내다 보면 골다공증이 악화되고 면역력이 떨어진다. 특히 어르신들은 목이나 허리가 아파 식사도 제대로 하지 못하고 바깥 생활도 하지 못하므로 면역력이 급격히 떨어져 폐렴에 걸리기도 한다. 2차 질환의 발병, 고혈압이나 당뇨병 같은 지병의 악화, 누워만 지내면서 느끼는 심리적 불편감 등을 생각할 때 하루라도 빨리 치료를 하는 것이 좋다.

또한 자연 경과가 좋다는 디스크 질환도 마비가 오거나 극심한 통증이 장시간 계속되면 자연 회복을 기대하기 어렵다. 일시적인 손상을 받은 신경은 치료를 통해 회복되지만, 장기간에 걸쳐 손상을 입은 신경은 영구적 마비나 만성통증을 일으켜 위험한 상황에 이른다.

이 책의 2부 '통증, 원인을 알면 잡을 수 있다'와 3부 '비수술과 수술, 척추 치료의 모든 것'은 척추 치료에 대한 자세한 정보를 제공하고 있다. 척추 치료의 골든타임을 알려주는 가이드로 활용할 수 있을 것이다.

척추는 타이어처럼 쓰면 쓸수록 노화로 닳는 조직이어서 나이 들수록 쉽게 통증을 느끼게 된다. 우리는 극심한 통증에 시달리는 환자들을 진료할 때마다 '통증 완화'와 '기능 회복'에 가장 중점을 두고 있다. 통증으로부터 자유로운 것뿐만 아니라 척추와 주변 조직이 제 기능을 회복하는 상태를 '완치'로 보고, 이를 목표로 치료에 임한다.

척추 질환을 치료하기 위해 병원을 찾는 환자들이 느끼는 부담 중 상당수는 수술을 해야 될지도 모른다는 불안감이다. 이 불안감을 가라앉히는 것은 의료진의 중요한 역할이기도 하다. 그러다 보니 치료 효과는 좋으면서 환자의 부담도 줄일 수 있는 비수술 치료를 우선적으로 고려하게 된다.

최근 전체 척추 질환자의 90% 이상이 비수술 치료를 할 정도로 시술은 널리 알려졌고 많은 장점이 있다. 일단 마취에 대한 부담이 없어 고혈압이나 당뇨병 환자들이 편하게 시도해볼 수 있다. 또한 수술을 하면서 생기는 어쩔 수 없는 손상, 즉 근육이나 인대, 척추뼈 등 정상조직의 손상을 일으키지 않는다. 치료 시간은 30분 안팎으로 짧아 바로 일상으로의 복귀가 가능하므로 바쁜 현대인들에게 맞춤 치료라 할 수 있다. 세바른병원은 비수술 치료 1만 회 이상의 풍부한 경험을 바탕으로 비수술 치료를 선도하고 있다. 이 책에 소개된 다양한 치료 성공 사례를 통해 척추 치료에 대한 막연한 불안감을 내려놓을 수 있을 것이다.

하지만 비수술 치료가 '만능 치료'는 아니다. 한계가 존재한다. 아무리 비수술 치료의 장점이 많다고 해도 통증 경감과 기능 회복을 위해서 수술이 필요할 때는 수술을 해야 한다. 우리 병원은 '최소침습적수술'로 질환의 근본적인 치료를 추구하고 있다. 또한 적은 피부 절개는 물론 뼈와 조직, 신경의 손상을 최소화하기 위해 현미경이나 내시경 등 첨단 장비를 활용해 위험 부담은 줄이고 회복 속도는 빠르게 한다.

몸뿐만 아니라 마음까지 회복할 수 있도록

좋은 치료란 몸뿐만 아니라 마음까지 회복시키는 것이다. 디스크나 척추관협착증으로 시작된 극심한 통증은 환자를 매우 힘든 상황으로 몰고 간다. 환자들은 '아무도 알아주지 않는 통증' 때문에 심신이 피로한 상태일 때가 많다. 그래서 진정한 의미에서 척추 치료란 환자의 고통을 이해하고 몸을 회복시켜주는 치료라고 할 수 있다. 몸뿐만 아니라 마음까지 다독이고 회복시키려는 의료진의 노력이 필요하다.

세바른병원은 풍부한 임상 경험을 바탕으로 환자 상태에 맞는 맞춤 치료를 제공하며, 비수술에서 수술까지 관련 치료를 통합하는 원스톱 진료서비스를 제공하고 있다. 뿐만 아니라 첨단 장비를 이용한 꼼꼼한 진단으로도 정평이 나 있다. 이러한 노력을 바탕으로 지난 2014년에는 보건복지부 의료기관인증을 획득했다. 단순히 질병만을 치료하는 것이 아니라 재발을 막기 위해 다양한 지식과 정보를 제공하는 노력이 낳은 결과이다. 4부 '척추 건강을 지키는 관리 노하우'와 '척추 치료와 관리에 대한 궁금증 해결'을 통해 세바른병원에서 쌓아온 척추 건강 100세를 지키는 비법을 확인할 수 있을 것이다.

우리 세 사람은 척추 질환으로 고통받는 환자가 밝게 웃으며 병원 문을 나설 때 가장 뿌듯함을 느낀다. 그러나 시술 또는 수술로 통증에서 벗어났다고 해도 꾸준한 관리는 환자의 몫이다. 규칙적으로 운동하고 바른 생활 습관을 유지하지 않으면 척추 질환은 언제든지 재발할 수 있음을 명심하자. 그런 점에서 이 책은 척추 질환에 대한 바른 진단과 치료법, 관리 및 예방의 모든 것을 담고 있다. 진료실 안과 밖에서, 수많은 척추 질환자들을 위한 척추 치료의 시작점에 쓰일 수 있기를 바란다.

세바른병원 대표원장
정성삼, 김훈, 김주현

Contents

Prologue 통증에 귀를 기울이고 절대로 참지 마세요!

Part 1 명의들이 들려주는 척추 치료

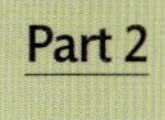

Part 2 통증, 원인을 알면 잡을 수 있다

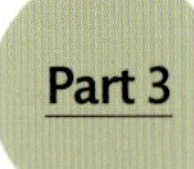

Part 3

비수술과 수술,
척추 치료의 모든 것

※ 이 책의 치료 사례에 언급된 이름은 모두 가명임을 미리 밝힙니다.

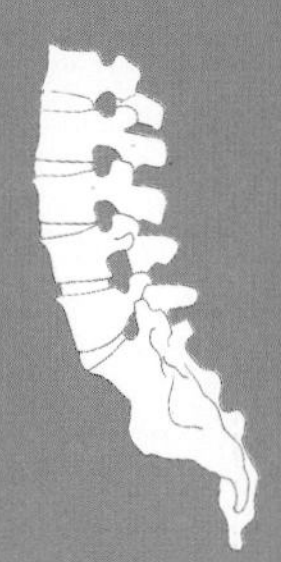

고통스러운 통증은 환자와 주변 사람들을 지치게 만든다.
하지만 좋은 치료를 받으면 몸뿐만 아니라 마음까지 회복
된다. 혹여 척추 치료에 대한 잘못된 선입견 때문에 치료
를 미루는 환자가 있다면 '치료란 몸과 마음을 건강하게
할 수 있는 좋은 기회'라고 생각해주기를 바란다.

명의들이
들려주는
척추 치료

통증을 가라앉히는 한 편의 드라마

_ 정성삼 원장

● 숨어 있는 원인까지 찾아 해결하는 바른 치료

모든 척추 질환자가 시술이나 수술을 해야 할 만큼 심한 기능적 이상이나 극심한 통증을 경험하는 것은 아니다. 시술이나 수술이 필요한 환자는 전체 척추 질환자 중 10% 정도에 지나지 않는다. 그런데 우리 병원을 방문하는 환자들은 이 10%에 해당하는 경우가 많다. 대부분 약물치료나 물리치료, 흔히 말하는 보존적 치료를 수주부터 수개월 동안 해온 분들이다. 그럼에도 통증이 개선되지 않았기 때문에 '새로운 돌파구'를 기대하며 우리 병원을 찾아온다.

하루는 43세 대학 강사인 박재학 씨가 척추 병원을 몇 군데 전전하다 우리 병원을 찾았다. 처음에는 약물을 먹으며 수주일 동안 물리치료를 받았는데 별 효과가 없었다. 다음 병원에서는 주사를 맞았다. 그다음 병원에서는 얇은 관인 카테터를 이용한 시술도 했다. 그런데 모든 치료가 '그때는 살짝 좋아지는 것 같다가 다시 제자리'였다. 통증은 사라지지 않았고 더 심해졌다.

박재학 씨가 통증을 느끼는 곳은 허리 이하 하지 대부분이었다. 허리는 아프고 다리는 당기면서 똑바로 누워 자지도 못할 정도로 고생이 심했다. 이따금 다리에 힘이 안 들어가서 절뚝거리는 느낌을 받기도 했다. 몇 분의 대화만으로도 환자의 질환이 디스크라는 것을 쉽게 추측할 수 있었다. MRI(자기 공명 영상)를 통해 원인을 확인하기로 했다. 그런데 이상했다. 통증을 호소하는 정도에 비해 그의 척추 상태는 썩 나쁘지 않았다. 왜 몇 곳의 전문병원에서 제대로 된 치료를 받지 못했는지 의문이 들었다.

'무언가 놓치고 있다'는 생각으로 다시 한 번 천천히 MRI를 확인했다. 통증의 정도와 증상을 미루어 볼 때 디스크일 확률이 굉장히 높았지만 이미 환자는 몇 군데서 디스크 시술을 받았다. 돌출된 디스크는 보이지 않는데 대체 통증은 어디서 시작된 것일까? 넘기고 넘기던 MRI 사진 중 한 장에서 실마리를 찾을 수 있었다. 흐릿하게나마 추간공 쪽으로 디스크가 터져 나와 있었다.

보통 디스크가 터진 것을 확인하는 사진은 척추를 세로로 찍은 사진이다. 척추의 중앙 부위를 세로로 찍어서 보는 이유는 디스크가 터지는 방향이 대부분 후관절 쪽이기 때문이다. 허리가 앞으로 굽은 자세가 반복되면 디스크는 앞쪽으로 압력을 받아 뒤로 터지기 쉽다. 디스크 환자의 80~90%는 디스크가 뒤로 터져 신경다발을 누르면서 통증이 시작된다. 이 때문에 보통 세로로 찍은 MRI에서 디스크 돌출을 확인하게 된다.

그런데 박재학 씨는 디스크가 뒤로 터진 경우가 아니었다. 아주 가장자리 옆면으로 터진 디스크가 추간공으로 빠져나가는 신경을 누르고 있었다. 척수는 척수를 둘러싸고 있는 경막이라는 막을 통해 보호를 받는다. 그리고 척추 뼈마디 사이에 있는 구멍인 추간공을 통해 전신으로 가지를 치며 뻗어나간다. 쉽게 말해 큰 줄기는 척추를 타고 내려가고, 세부 줄기는 각 마디를 빠져나와 몸통으로 퍼져 나가는 식이다. 추간공에서 일어난 병변은 신경의 중앙 줄기를 세로로 찍은 MRI에서는 확인하기 어려울 수 있다. 신경이 몸통으로 뻗어나가는 것을 찍은 가로 사진에서 좀 더 뚜렷하게 확인할 수 있다. 다행히 최근에는 경사면으로 찍은 MRI에서 대부분 확인할 수 있게 됐다.

박재학 씨가 겪은 디스크는 확률로 따지자면 빈도가 3%도 되지 않는 매우 드문 경우이다. 원인만 알면 치료는 어렵지 않다. 주사를 이용해 자극이 있는 부위의 염증을 씻어주고 디스크의 돌출 부위를 찾아 고주파를 쏘여 압력을 줄여주는 시술을 실시했다. 외래 당일 시술을 진행했는데 시간은 30분도 채 걸리지 않았다. 회복실에 앉은 그는 허리와 다리 통증이 씻은 듯이 나았다며 만족스러워했다.

그리고 몇 달 뒤 전임강사로 임명되어 교수가 됐다는 문자를 받았다. 후일담이지만 병원을 찾을 당시 그는 몹시 낙담한 상태였다고 한다. 별별 치료를 해도 낫지 않는 디스크와 반복되는 교수 임용 낙방으로 심신이 힘들었다. 무슨 일이라도 낼 것 같은 심정으로 하루하루를 버티던 중에 우리 병원을 찾았다. 그리고 신기하게도 몇 시간 만에 고통에서 해방되었다. 그때부터 그의 삶의 태도도 달라졌다. 무엇이든 할 수 있을 것 같은 자신감으로 정말 열심히 했고 그토록 원하던 교수가 됐다. 길고 긴 문자를 읽으며 한 은사님의 말씀이 떠올랐다. "바른 치료는 생명을 구하기도 하지만 삶을 바꾸기도 한다." 은사님의 말씀은 정말 틀린 말이 아니었다.

● 척추 치료, "더 늦지 않아서 다행이다"

통증 치료는 인기 드라마보다 더 드라마틱하게 진행된다. 업혀서 들어왔던 이들이 걸어서 나가고, 아파서 죽겠다던 환자가 30분의 시술을 마치고 씻은 듯이 나았다며 밝은 얼굴로 인사를 하기도 한다. 의사로서 이때만큼 뿌듯한 적은 없다. 안타까운 상황에 놓였더라도 긍정적인 생각으로 자신을 추스르는 환자를 볼 때는 마음이 숙연해지기도 한다.

보름 전 퇴원한 김만중 씨는 10년 전 아내와 사별하고 혼자서 생활하는 76세의 독거노인이다. 따님과 함께 병원을 찾았을 때는 부축을 받지 않고 진료실로 성큼성큼 들어오셨다. 뒤따라 들어온 딸은 "아버지가 허리가 안 좋으셔서 왔다"고만 이야기했다. 할아버지도 입을 꾹 다물고 있었다. 꼬장꼬장한 얼굴은 약간 어두워보이는 정도 외에 심각할 것이 없는 것 같았다. 그런데 의사로서의 직감이랄까, 뭔가 이상했다. 이것저것 묻는 사이 할아버지의 낯빛은 점점 어두워졌고 꼿꼿이 앉으려고 노력했지만 자세는 잘 잡히지 않았다. "아버님 연세도 있고 하시니 허리 사진 한번 찍어보는 것이 어떠세요?"라며 혹시나 하는 마음에 검사를 권했다.

오랫동안 척추 전문의로 환자들을 진료하다 보면 오감을 넘어 육감으로 질환의 경중을 판단할 때가 있다. 자신의 고통을 길게 설명하지만 '질환 자체는 생각보다 경미할 것'이라고 생각되는 환자가 있는가 하면 고통을 호소하지 않고 묵묵히 있지만 '중증의 질환이 있을 것'으로 생각되는 환자가 있다. 귀로 듣는 것에 앞서 눈으로 환자의 표정이나 몸짓을 살피다 보니 의사로서의 촉도 자연스럽게 생기는 것이 아닌가 싶다.

김만중 씨의 X-ray(단순 방사선) 검사 결과를 보고 나서 '혹시나' 하는 생각이 왜 들었는지 알 수 있었다. 옆면에서 찍은 X-ray 사진만으로 심각한 '척추후만증'을 진단할 수 있었다. 척추후만증은 흔히 일자허리라고 불리는데, S 곡선을 이루어야 할 허리의 커브가 사라진 상태를 말한다. 척추후만증 환자들은 척추 뼈의 충격 흡수 능력이 많이 떨어진다. 그래서 허리 손상이 쉽고 방치하면 뼈의 퇴행이 빨라져 디스크로 발전할 가능성이 높다. 추가 검사를 해본 결과 허리뼈 4번과 5번 사이 디스크 탈출이 있었고 심각한 수준의 척추관협착증도 진행되고 있었다.

김만중 씨와 따님 앞에서 검사 결과에 대해 설명했다. 따님은 바로 치료를 시작하기를 원했고, 이에 고주파수핵감압술과 협착증현미경확장술을 동시에

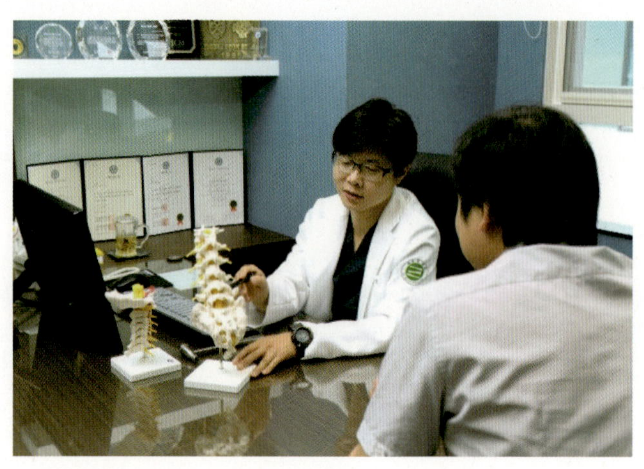

환자에게 척추의 구조를 설명하고 있는 정성삼 원장

진행하기로 했다. 디스크 치료를 위한 고주파수핵감압술은 디스크 탈출이 있는 부위에 고주파를 쏘아 튀어나온 디스크의 용적을 줄이는 시술이다. 주변으로 자라 들어간 신경 가지도 치료할 수 있다. 척추관협착증을 치료하는 협착증현미경확장술은 수술이라고는 하나 절개 부위가 작고 근육이나 인대, 혈관, 신경 등 병변 부위 이외의 조직에 손상을 주지 않는다. 치료 효과는 커서 신경이 지나가는 척추관을 넓혀 만성화된 통증을 가라앉힌다. 입원 기간도 3일 정도로 짧은 편인 데다 출혈이나 흉터 걱정이 거의 없어 고령의 환자도 부담 없이 받을 수 있다. 할아버지는 나이에 비해서 회복이 빨랐다.

퇴원하시는 날 마지막 회진을 돌다가 할아버지에게 여쭈었다. "그 정도로 신경이 눌려 있었으면 걷거나 생활할 때 엄청 아프셨을 텐데…. 괜찮으셨어요?” 병상에 누워있던 할아버지는 갑자기 눈시울을 붉히며 실은 자신의 통증이 10년 가까이 됐다고 털어놓았다.

가벼운 통증은 아내를 잃고 시작됐다. 처음에는 동네 의원에서 물리치료와 약물치료를 받고 괜찮아졌다고 한다. 하지만 통증은 점차 심해졌고 진통제를 먹지 않고는 아무것도 할 수 없는 지경이 됐다. 그런데도 꼬장꼬장한 성격 탓에 아프다 소리 한 번 할 수가 없었다. 혼자서만 끙끙 앓다 주변 친구들에게 물어 우리 병원까지 오게 된 것이다.

“10년 세월을 허리가 무너져내리는 고통 속에 지냈지. 걷는 것도 제대로 못했어. 그러니 뭐 아무것도 못하고 산 거지.” 할아버지는 긴 한탄에 목이 잠겨왔다. 그러다 덥석 내 손을 잡고 말씀하셨다. “의사 양반, 더 늦지 않아서 얼마나 다행인지 몰라.” 먼저 살펴서 검사를 해주고 병까지 찾아서 말끔하게 고쳐주니 한없이 고맙다는 인사도 했다. 남은 날들은 고통 없이 살 수 있을 것 같다며 웃으시는 할아버지 앞에서 나 역시 목이 잠겨왔다.

● 통증을 없애고 일상으로 돌아가게 돕는 일

일주일 전에 치료를 받고 퇴원한 환자가 험한 인상으로 외래 진료실을 찾아오면 걱정부터 앞선다. “다른 문제가 생겼는가?” 하고 고민에 빠지기 직전에 환자는 표정을 바꿔 환하게 웃는다. 그리고 손을 내밀고 악수를 청한다.

이 순간만큼은 지옥과 천국을 오가는 순간이다. "선생님, 잘 지내셨지요? 덕분에 아주 잘 지내고 있습니다"라고 장난을 섞어가며 안부를 전하는 환자의 이야기를 들을 때면 안도의 한숨이 나온다.

신경외과 의사들이 다루는 부위는 크게 두 부분이다. 뇌와 척추. 알다시피 뇌는 인체를 관장한다. 뇌는 작은 손상으로도 인체에 큰 영향을 미치기 때문에 죽고 사는 문제가 될 경우가 많다. 반면 척추는 조금 다르다. 척추 손상으로 죽고 사는 경우는 상대적으로 많지 않다. 다만, 신경 손상으로 오는 마비라는 위험이 항상 따라붙는다. 그리고 쓰면 쓸수록 닳는 조직이기 때문에 통증이 쉽게 나타난다. 일생에 걸쳐 통증을 유발할 수 있는 곳이다.

척추 전문의들이 환자를 진료할 때 가장 중심에 두는 것은 '기능'과 '통증'이다. 신경의 마비 없이 기능을 잘 유지하고 통증으로부터 자유로운 상태를 '완치'로 보고 이를 목표로 매진한다. 마비와 같은 기능 이상을 장기간 방치한 경우가 아니라면, 갑작스럽게 발생한 마비는 초기에 치료를 잘하면 금방 회복될 수 있다. 이처럼 비교적 짧은 시간에 환자의 상태가 호전되는 것을 보는 것은 의료진으로서는 큰 기쁨이다. 잔뜩 인상을 찌푸린 얼굴로 진료실에 왔다가 치료를 받고 환한 표정으로 돌아갈 때 많은 의료진은 '나의 선택이 틀리지 않았구나'라는 생각을 한다.

'선택'이라는 것에는 많은 것이 포함된다. 치료의 방법과 시기에 대한 것일 수 있다. 또 직업적으로 느끼는 보람일 수도 있다. 나는 환자의 웃는 얼굴을 볼 때 '의사라는 직업, 척추 전문의로 살기로 한 결정이 옳았다'는 생각에 마음이 뜨거워진다.

어릴 적 나의 꿈은 우주비행사였다. 예닐곱에서 멈춘 꿈이 아니라 중학교 때까지 가져온 꿈이었다. 당시 우리나라에서는 우주비행사가 될 수 없었다. 일단은 미국에 가야 했고 그래서 공부를 열심히 했다. 유학을 가서 공군에 입대한 후 나사(NASA; 미국항공우주국)에 들어가겠다는 아주 구체적인 계획을 가지고 매진했다. 당시 나는 키도 크고 신체적인 문제가 없었다.

그러나 중학교 3학년 때 교통사고가 났다. 앞니 6개가 골절되고 뇌진탕에 다리뼈가 분쇄 골절되는 상당히 큰 사고였다. 6개월 정도 병원에 입원해 치료를 해야 했다. 그 기간의 대부분은 '다리를 살리는 치료'를 받으면서 보냈다. 사고가 나고 며칠 후 분쇄 골절된 다리가 검게 변하기 시작했다. 맨눈으로도 다리가 썩어가는 것이 보였다. 담당 의사는 다리를 절단하는 것이 생명을 구하는 길이라고 했지만 어머니는 동의하지 않으셨다. 살날이 창창한 10대 아들의 다리를 어떻게든 살려보고 싶으셨을 것이다. 어머니는 수소문 끝에 병원을 옮겼고 선택은 옳았다.

당시 만났던 정형외과 선생님은 "한번 살려보자"며 새로운 특수치료를 해보자고 하셨다. 지금 생각하면 특수치료라 할 만큼 대단한 것은 아니었다. 베타딘 소킹(Betadine Topical Solution Soaking)이라고 하는, 다리의 재생을 돕기 위해 베타딘을 푼 물에 다리를 담그며 계속 드레싱을 하고 벗겨내는 치료였다. 그러나 장기간에 걸쳐 경과를 봐야 했고 다리가 회복되지 않을지도 모른다는 위험 부담도 있었다. 어머니는 정형외과 선생님을 그저 믿고 기다렸다. 이후

세 번의 피부 이식 수술과 한 번의 근육 및 혈관 절편 이식 수술을 받았다.

다행히 8개월 뒤 나는 두 다리를 가지고 학교로 돌아갈 수 있었다. 그러나 오른쪽 발꿈치의 근육이 소실되고 발목 관절의 기능 일부를 잃었다. 그래서 되고 싶어도 될 수 없는 우주비행사의 꿈을 접었다. 대신 새로운 꿈을 찾았다. 오랜 기간 병상에 누워 지내면서 사람을 살리는 일을 하고 싶다는 생각을 했다. 구체적으로는 인체가 제 기능을 잃지 않도록 지켜주고, 다양한 고통으로부터 구해내고 일상으로 돌아갈 수 있도록 돕는 일을 해야겠다고 결심했다. 20년 넘는 세월을 나는 진료 현장에서 환자의 삶이 드라마틱하게 변화하는 것을 지켜보았다. 그때마다 나는 '나의 선택이 틀리지 않았다'는 생각에 마음이 뜨거워진다.

02

척추야말로 개인별 맞춤 치료가 중요하다

_ 정성삼 원장

● 우리 모두는 개성 넘치는 척추를 가지고 있다

한번은 20대 남성이 자신의 척추가 이상하다며 진료실을 찾았다. 특별히 아픈 곳은 없고 외관상 특징이 두드러지지도 않았다. 그런데 남성은 앞으로 보면 반듯하지만 옆으로 보면 척추가 휘어 보인다며 "정상으로 만들어달라"고 했다. 몇몇 의원에서 그대로 두면 디스크가 올 확률이 높다며 꼭 교정해야 한다는 이야기를 듣고 온 것이다. 그런데 자라목이나 어깨가 앞으로 심각하게 굽어서 통증을 유발하는 정도의 소견은 보이지 않았다. 의사로서 판단하기에 그저 정상인 몸이었다.

흔히 우리는 '정상'을 '완벽한 것'이라고 생각한다. 얼굴은 좌우대칭이 되고, 오른팔과 왼팔의 길이는 같고, 머리 중앙에 가르마가 그어지는 것처럼 말이다. 하지만 우리 인체는 그렇게 천편일률적으로 만들어지지 않았다. 조금씩 다르고 약간은 뒤틀려 있다. '정상의 범위'는 일상생활을 하기에 무리가 없는 정도, 통증을 유발하지 않고 장기적으로도 유발할 가능성이 없는 수준이다. 이런 정도는 그저 '개성(조금씩 다름)'일 뿐이다. '이상해 보이는 것' 정도로 병원을 찾을 필요는 없다.

그런데 일단 통증이 발생하면 개성은 중요한 치료 포인트가 된다. 일반화된 모든 치료가 개개인의 환자에게 모두 맞는 것은 아니다. 척추는 우리가 생각하는 것보다 훨씬 복잡한 구조로 되어 있기 때문이다. 의료진은 환자의 개성, 즉 나이와 성별, 사회 활동 범위와 치료 가능 기간 등을 파악해 치료한다. 그리고 그와 함께 환자가 가진 질환의 특징을 잘 잡아내야 한다.

"척추가 아프다"는 이야기를 꺼내면 주위에서는 "그거 디스크 아니야?"라는 반응을 보인다. 디스크가 워낙에 흔한 질병이기 때문일 것이다. 위라고 하면 위암을 떠올리는 식이다. 그런데 따지고 보면 위에 위암이라는 질병만 있는 것이 아니듯 척추 질환에도 디스크만 있는 것은 아니다. 척추에는 척추뼈와 디스크가 있지만 그 주변에는 신경이 지나가고 인대와 근육이 이들을 둘러싸고 있다. 아무리 디스크 질환이 많다고 해도 이 외의 부분에서도 상당하게 질환이 발생한다. 따라서 신경과 인대, 근육을 살피지 않고 척추뼈와 디스크만 멀쩡하다고 해서 건강한 척추라고 확진할 수는 없다.

그런데 10여 년 전만 해도 디스크만 보고 척추 질환의 유무를 판단하는 오진이 자주 발생했다. 디스크의 색깔과 모양만으로 '병이 없다'며 아프다는 환자를 돌려보내는 곳도 있었다. 그러나 병은 검사상 이상 유무에 따라 진단해서는 안 된다. 환자가 고통을 호소한다면 문제가 있는 것이라고 봐야 한다. 병이 없는 것이 아니라 의료진이 병을 밝혀내는 데 애를 먹고 있는 상황일 뿐이다.

다시 '개성 넘치는 척추' 이야기로 돌아가서, 척추 질환은 진행 속도나 범위의 개인차가 크다. 같은 나이라도 직업이나 생활 패턴에 따라서 질환의 경중이 다르게 나타난다. 여성이냐 남성이냐에 따라서도 다르다. 환자가 당뇨병이나 고혈압과 같은 지병을 가지고 있는가도 중요하다. 모두가 자신의 개성 넘치는 척추를 만드는 이유가 된다.

34세 유현진 씨는 이른 나이에 당뇨병이 시작된 전형적인 대사증후군 환자였다. 야구 선수 생활을 그만둔 이후로 지금은 야구 코치라는 직업을 가지고 있는데, 과거의 생활 습관을 고치지 못해 비만을 안고 살아가고 있었다. 병원을 찾은 그의 낯빛은 매우 어두웠다. 당뇨병과 고혈압을 앓고 있다는 것 자체에 큰 부담을 가지고 있었다. 거기다 선수 시절부터 시작된 허리 통증이 최근 심해져 거동이 불편했다. 운동선수들의 경우 운동을 업으로 하는 사람들이기 때문에 척추가 튼튼할 것이라고 생각하기 쉽지만 오히려 척추뼈와 디스크가 혹사당해 망가진 경우가 더 많다. 운동으로 다져진 근육이 이를 잡아주고 있을 뿐이다. 그러다 운동을 쉬고 근육이 퇴화하면 뼈와 디스크에 이상이 드러나면서 급격한 통증이 시작된다. 현진 씨의 디스크는 30대라는 나이에 비해 매우 퇴화되어 있었고 상대적으로 근육의 상태는 좋았다. 이것이 현진 씨의 척추가 가진 개성이었다.

환자의 개성 넘치는 척추를 확인하고 치료에 들어갔다. 현진 씨는 검사 내내 학생 선수들을 관리하는 일 때문에 병원을 자주 찾을 수 없다고 이야기했다. 꾸준한 물리치료를 받기에 무리가 있는 상황이었다. 검사 결과 튀어나온 디스크의 크기는 중간 정도였고, 위치는 허리뼈 5번과 꼬리뼈 사이였다. 병변은 꼬리뼈 구멍에서 접근하기에 가장 가까운 위치였으므로 경막외내시경시술을 하기로 결정했다. 자연 경과를 지켜볼 수 있었지만 환자의 통증이 심한 것과 안정을 취하면서 쉴 수 없는 상황을 고려해 경막외내시경시술을 하기로 한 것이다. 이것은 내시경을 통해 육안으로 병변을 확인하며 돌출된 디스크를 줄이는 시술이다. 환자는 당뇨와 고혈압 때문에 크게 걱정을 했지만 시술은 문제없이 진행됐고 통증은 쉽게 사라져 치료가 만족스럽게 이루어졌다. 이처럼 치료는 척추의 개성과 환자의 여러 가지 상황을 고려해 진행된다. 환자와 의료진의 대화는 맞춤 진료의 시작이라고 할 수 있다.

● 맞춤 치료를 위해 환자가 알아야 할 것들

치료에는 나름의 원칙과 방법이 있다. 척추 질환처럼 증상이 다양하고 치료법도 다양한 질환일수록 원칙과 방법을 제대로 숙지해야 한다. 환자 입장에서도 자신의 질병을 고칠 수 있는 원칙과 방법이 있다는 것을 아는 것은 매우 의미 있는 일이다. 하지만 가끔 잘못된 정보를 가지고 병원을 찾는 환자를 만날 때면 안타까운 마음이 든다.

디스크는 감기와 같은 흔한 질병이 되었고, 검증되지 않은 다양한 정보가 인터넷에 쏟아지면서 잘못된 치료 정보가 난무하고 있다. 병원을 찾기 전에 이미 자신의 병을 진단하고 치료법을 찾아서 오는 이도 심심치 않게 있다. 환자 스스로 자신의 병에 대해 관심을 갖는 것은 매우 바람직한 일이지만, 비전문가가 병을 진단하고 치료법을 제시하는 데는 무리가 있다.

45세 남성 김주환 씨는 허리가 며칠째 쿡쿡 쑤시고 아프다며 진료실을 찾았다. 주변 사람들에게 수소문해 병원을 찾아왔다며 꼭 나아야겠으니 특정 수술을 해달라고 졸랐다. 그런데 그의 질환은 증상과 검사 결과를 종합해봐도 흔히 '허리가 삐끗했다'고 표현하는 단순 염좌였다. 3~4일 전에 축구를 하다가 허리를 다친 것이 원인이었다. 디스크가 터진 것이라며 찢어진 디스크를 꺼내는 수술을 해달라는 환자를 설득하는 데 많은 시간이 걸렸다. 경험상 환자는 자신의 이야기를 충분히 들어주고 자세한 설명을 해주는 의사에게 마음을 연다. 환자의 이야기를 잘 듣고 난 뒤 환자가 자신의 질환을 정확하게 이해할 때까지 차근차근 설명했다. 이내 김주환 씨는 "그럼 선생님을 믿고 일단 약 먹어보겠습니다"라며 진료실을 나섰다. 그리고 며칠 후 병원을 찾아와 통증이 사라졌다며 고집을 피워 미안하다는 말을 전했다.

앞서 강조한 대로 척추 질환은 개인차가 큰 질병이다. 같은 증상을 보여도 질환이 다른 경우가 많고, 개인이 느끼는 고통과 불편이 검사 결과와 일치하지도 않는다. 인체가 스스로 자신의 문제를 해결해나가는 과정에서 고통이 줄어들기도 하고 늘어나기도 한다. 때문에 검사 결과만으로 치료 방법을 결정하는 데는 무리가 있다.

의료진은 환자 개인이 느끼는 통증의 정도와 통증이 발생하게 된 원인, 통증의 변화 양상들을 자세히 관찰한 후 치료 방법을 결정한다. 물론 그러기까지 풍부한 임상 경험이 필요하다. 환자들이 눈치채지 못한 몸의 변화와 증상들을 알아내기 위해 적절한 질문을 하는 것도 전문의의 축적된 경험에서 나온다. 환자들은 다양한 정보를 찾되 전문가와의 상담을 통해 정보가 맞는지 틀린지를 확인하는 과정을 거치기 바란다.

● 비수술이 우선, 수술이 필요한 때는 완벽하게

나는 개인적으로 비수술 치료를 선호하는 편이다. 비수술 치료는 많은 장점이 있다. 수술을 하지 않기 때문에 마취에 대한 부담이 없어 당뇨병이나 고혈압 환자들이 편하게 시도해볼 수 있다. 또한 수술을 하면서 생기는 어쩔 수 없는 손상, 즉 근육이나 인대, 척추뼈의 손상을 일으키지 않는다. 치료 시간도 30분 안팎으로 짧아 바로 일상으로의 복귀가 가능하다. 바쁜 현대인들에게는 그야말로 맞춤 치료가 아닐 수 없다. 이러한 다양한 장점들 덕분에 비수술 치료를 목적으로 내원하는 환자들이 많아지고 있다.

그런데 비수술 치료가 '만능 치료'는 아니다. 한계가 있기 때문에 아무리 비수술 치료를 선호한다고 해도 절대적으로 고집하지는 않는다. 특히 척추 질환 중 목·허리디스크의 경우 한 가지 치료법만을 고집하다가는 환자의 상태에 맞는 적절한 치료를 못하는 경우가 생긴다.

한번은 극심한 허리 및 양측 하지 통증을 호소하는 37세 여성 환자가 내원했다. 컴퓨터 작업을 많이 하는 프로그래머로 10년 가까이 일을 해왔다. 그런데 최근 심해진 통증으로 출근은 고사하고 잘 수도 누울 수도 없는 지경이 됐다. MRI를 통해 극심한 허리디스크를 확인할 수 있었고, 디스크가 많이 파열되어 신경관을 가득 메우고 있었다. 비수술 치료로 완전히 제거하기에는 무리가 있어 보였다. 또한 우측 하지에 발목 마비도 관찰되었다. 이른바 '족하수'라고 하는 상태로, 발목에 마비가 와서 똑바로 걷지 못하고 다리를 저는 증상을 보였다. 즉시 마비의 원인을 제거해 교정해주지 않으면 영구적 마비가 생길 가능성이 높았다.

아주 예전에는 이런 경우 디스크를 제거하고 특수 나사로 뼈와 뼈를 연결하는 유합술을 실시했다. 하지만 유합술을 하면 이전처럼 척추를 펴고 굽힐 수가 없고 허리의 운동능력은 현저히 떨어진다. 최근에는 최소한의 절개로 터진 디스크만 선택적으로 제거하는 현미경디스크제거술이 널리 보급되었다. 관절이 완전히 망가져서 아주 극심한 불안정성을 보이지 않는다면 신경을 누르는 디스크만을 선택적으로 제거할 수 있다. 허리의 운동성은 유지하면서 주위 디스크가 망가지는 것도 방지할 수 있다. 근육과 뼈의 손상은 거의 없어 수술 후 통증이 적다는 장점이 있다. 이 여성 환자는 수술 후 3일간 입원하고, 일주일 후에 회사로 돌아갈 수 있었다. 운동치료 등을 병행해 재발 방지를 위해 노력하는 적극적인 모습을 보여 무척 인상적이었다.

나는 진료실에서 환자들에게 "병은 스스로 고쳐나가는 것"이라는 말을 자주 한다. 병원을 찾아가고 치료를 받고 몸에 좋은 운동을 하고 건강 습관을 챙기는 등 치료의 전 과정은 사실 스스로 해야 하는 것들이다. 누가 대신해주지 않는다. 그리고 스스로 해야 할 것에는 '풍부한 경험이 있는 의사를 만나 치료 방향을 찾아가는 노력'도 포함된다. 적시에 정확한 치료로 스스로 병을 고쳐나가는 노력을 게을리하지 않기를 당부한다.

03

. . . .

나도 디스크 환자였다

_ 김훈 원장

● 어느 날 갑자기 찾아온 통증

3~4년 전쯤의 어느 날 아침, 일어나 보니 허리에서 묵직한 통증이 느껴졌다. 처음에는 전날 디스크 환자를 여러 명 수술했기 때문이라며 가볍게 여겼다. 그런데 1시간가량 지나도 묵직한 통증은 사라지지 않고 더 심해졌다. 엉덩이에서 다리 바깥쪽으로 불쾌한 자극도 느껴졌다. 단순 요통이 아니라는 생각에 침대에 누워 다리를 살짝 들어보았다. 오른쪽 다리를 들어 올리기 힘들었다. 바닥에서 15cm쯤 다리를 들어 올렸을 때는 당기고 저리는 느낌까지 들었다. '아! 올 것이 왔구나.' 디스크에 문제가 생겼다는 것을 알 수 있었다.

디스크는 척추를 다루는 의사들에게 많이 나타나는 직업병이다. "척추를 다루는 의사에게 디스크라니!" 하고 놀랄 수 있겠지만 직업의 특성상 어쩌면 당연한 결과이다. 수련 기간 동안 의사들은 환자를 수술대로 옮기는 작업부터 장시간의 수술까지 수년간 허리를 혹사시킨다. 게다가 신경외과는 타 과에 비해 중환자의 비율이 높아 환자를 돌보는 스트레스도 높다. 허리에 안 좋은 여건을 두루 갖추고 있다고 해도 과언이 아니다.

10여 년 전 수술대에 누운 환자를 드레싱하던 한 여자 선배가 갑자기 "나 죽겠다"며 누워버렸다. 응급실로 실려 간 선배의 병명은 디스크탈출증이었다. 수술 준비로 장시간 서 있다가 갑자기 허리를 굽히는 바람에 디스크가 터져 나온 것이었다. 지금이야 여러 가지 다양한 치료법이 있지만 당시만 해도 척추 치료 하면 수술을 떠올리던 시절이었다. 선배는 응급 수술을 받았고 일주일 이상 병실에 누워 있었다. 의국으로 돌아온 선배는 후배들을 모아놓고 일장 훈계를 했다. 죽을 만큼 아픈 것도 아픈 거지만 수술 받고 병실에 누워 수일을 보내는 것도 못할 일이라는 것이다. "나를 거울 삼아 허리를 조심하라"는 이야기를 들은 지 10여 년 만에 내게도 디스크가 찾아왔다.

통증의 원인이 디스크라는 것을 확인하고 일단은 진통제를 먹고 여느 날처럼 출근했다. 회진을 돌아야 하고 예약된 환자들을 돌봐야 했다. 잦아들지 않는 통증 때문에 고통스러웠지만 일을 미룰 수는 없는 노릇이었다. 하지만 오전 진료를 마치자 통증은 더욱 심해졌다. 아픈 허리와 다리를 끌고 검사실로 가서 MRI를 찍었다. 결과는 예상했던 대로였다. 눈앞에 있는 나의 MRI 검사 결과는 그간 치료했던 환자들의 MRI와 크게 다르지 않았다. 허리뼈 4번과 5번 사이 디스크가 눌려서 신경을 압박하고 있었다. 5번과 골반뼈 사이 디스크도 눌려 상태가 좋지 않았다.

● 필요한 시기에 믿을 수 있는 의사에게!

일단 고통을 줄이기 위해 서둘러 치료를 해야겠다고 결심했다. 치료는 적절한 방법으로 적시에 하는 것이 중요하다. 특히 척추 치료의 경우 '참고 견디며 시간을 끄는 것'은 좋은 방법이 아니다. 디스크는 특성상 시간이 지나면서 자연적으로 회복되는 자연 경과가 좋은 조직이지만, 자연 경과만을 기대하며 치료를 미루기에는 무리수가 너무 많다.

먼저 극심한 고통을 감당할 수 있느냐의 문제가 있다. 디스크 환자 중에는 통증 때문에 매사에 짜증을 내고 우울증에 시달리는 이들도 있다. 환자 자신뿐만 아니라 주변 사람까지 힘들게 한다. 고통을 겪으며 병을 키우기도 한다. 다음은 현실적으로 수개월 동안 디스크가 회복되기를 기다리며 쉴 수 있느냐의 문제이다. 바쁜 현대인, 특히 나처럼 매일 출근해서 업무를 진행해야 하는 직장인에게는 사실상 불가능한 일이다. 디스크 치료를 위해 회사까지 그만둔 환자를 보기는 했지만 다들 현실적으로 매우 어려운 결정이었다고 토로했다.

빠른 시일 내에 치료를 받기로 결심했다면 남은 것은 '어떤 치료법'으로 '누구에게 치료를 받을 것인가'를 결정하는 일이다. 나의 경우 40대 초반이라는 나이, 그리고 고혈압이나 당뇨와 같은 만성질환이 없다는 점에서 수술에 대한 부담은 크지 않다. 하지만 수술의 경우 일단 피부를 절개해 진행해야 하기 때문에 정상 조직에 피해를 줄 가능성이 크다. 디스크라는 조직은 피부, 근육, 인대, 신경의 안쪽에 위치해 있기 때문이다. 수술로 치료를 하게 되면 이상의 조직들에도 칼을 대야 한다. 또한 수술을 하면 적게는 2~3일에서 길게는 일주일 이상 병상에 누워서 회복을 기다려야 한다. 수술 부위가 넓으면 넓을수록 회복 기간은 길어지고 일상생활로 돌아오는 것도 더뎌진다. 직장 생활을 하며 바쁘게 사는 이들은 회복과 일상으로 복귀하는 데 걸리는 기간 때문에라도 수술을 망설일 수밖에 없다.

다행히 10년 전부터 수술을 대체할 만한 다양한 시술들이 보급되어 전에는 '수술로밖에 치료할 수 없다'고 생각했던 여러 질환들을 이제는 칼을 대지 않고 치료할 수 있게 됐다. 특히 디스크가 탈출된 경우는 비교적 간단한 시술로 충분히 좋은 경과를 기대할 수 있다.

나는 카테터를 척추 안으로 밀어 넣은 뒤 고주파 열로 말랑한 디스크를 쏘아 디스크의 용적을 줄이는 고주파수핵감압술을 선택했다. 튀어나온 디스크의 용적이 줄면서 압력이 줄면 통증을 유발하는 신경 압박을 충분히 줄일 수 있다. 게다가 시술 시간도 30분 안팎으로 짧고 시술 후 바로 일상으로 복귀할 수 있다. 이제 남은 것은 누구에게 치료를 받을 것인지 결정하는 것이었다. 다행스럽게도 우리 병원에는 뛰어난 의료진들이 많이 있어 크게 고민할 것은 없

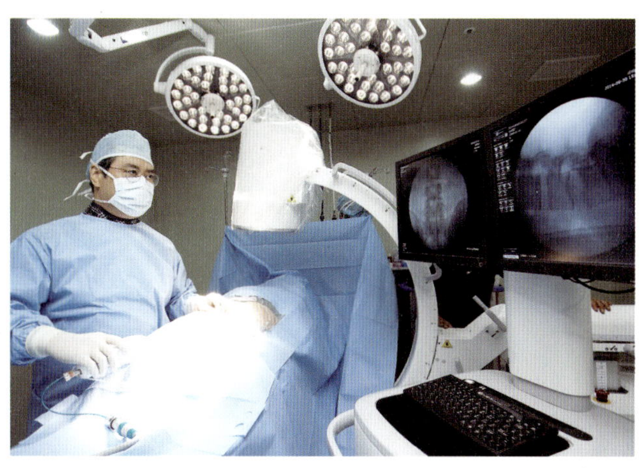

경막외내시경시술을 하고 있는 김훈 원장

었다.

오후 진료를 마치고 30분 정도 시간을 내서 수술실로 향했다. 대부분의 환자들은 시술 전에 해당 시술에 대해 충분한 설명을 듣는다. 부분마취로 1시간도 안 되는 시간에 끝나 수술에 비해 위험도는 낮고, 문제가 되는 부위에 적확한 치료를 하므로 통증 치료 효과는 매우 높다. 환자들은 이러한 설명을 듣고 높은 기대감을 보인다. 하지만 막상 수술대에 누우면 몸이 굳는 것은 어쩔 수 없다. 타인에게 자신의 신체를 맡기는 데 두려움을 느끼지 않을 사람이 누가 있겠는가? 나 역시 막상 수술대에 누우니 환자의 마음이 됐다. 내 마음을 어떻게 알아챘는지 동료 의사가 말을 걸어왔다. "긴장을 풀고 편안한 마음을 가지세요. 시술을 마치면 허리 통증과 저리거나 당기는 증상은 금방 좋아질 것이니 걱정하지 마시고요." 익히 알고 있는 내용이지만 친절한 말씨를 들으니 마음의 안정을 찾을 수 있었다. 잠시 후 동료 의사는 좋은 결과가 기대된다며 나를 일으켜 세웠다. 시술 시작 후 20분 만이었다.

시술을 마치고 일어나 걸으니 끊어질 듯했던 허리 통증과 다리가 저리고 당기던 느낌은 거짓말처럼 사라졌다. 진료실로 돌아온 나는 차 한 잔을 마셨다. 그리고 다른 날처럼 미소를 지으며 저녁 회진을 돌았다.

● 적확한 치료는 몸뿐만 아니라 마음까지 치료한다

의사로서 본인의 몸을 잘 돌보지 못한 것에 부끄러운 마음이 들기도 하지만 환자들이 시술이나 수술을 망설일 때 나는 서슴없이 내 이야기를 꺼낸다. 좀처럼 마음을 열지 않던 환자들도 '적확한 치료의 중요성'을 이해하며 마음을 열어보인다.

우리 병원을 찾은 한 중소기업의 대표 송정찬 씨도 그런 분 중에 한 명이었다. 48세인 그는 부인의 손에 이끌려 할 수 없이 병원을 찾았다. 칼로 찌르는 느낌 때문에 걷는 것이 고역이라고 하면서도 병원을 찾지 않은 데는 그만의 이유가 있었다. 7개월 전에 종합병원에서 허리디스크 수술을 받았는데, 불과 4개월 만에 통증이 재발했고 재발한 증상도 거의 비슷했다. 병원과 치료에 대한 신뢰가 무너질 수밖에 없었다. 부인은 아파서 힘드니 어떤 치료라도 받아보자고 했지만 영 내켜하지 않았다. "한 번 수술했으면 됐지 뭘 또 하느냐!"라고 완강한 태도를 보였다.

환자의 이야기를 듣고 MRI를 살펴보았다. 허리뼈 4번과 5번 사이에 척추관협착증이 보였다. 그런데 지난번 수술했던 부분과는 방향이 달랐다. 엄밀히 말해 수술이 잘못되어 통증이 재발한 것은 아니었다. 우선 그에게 척추 질환에 대해 이런저런 설명을 했다. 척추 질환은 암처럼 한 번 떼어내고 완치를 기다리는 질환이 아니고 닳아서 망가지는 질환이다. 그래서 한 번 수술했다고 평생 통증 없이 지내게 되지는 않는다. 목부터 꼬리뼈까지 척추는 범위도 넓어서 다른 곳에서 얼마든지 새로운 문제가 생길 수 있다. 통증이 생기면 그때그때 치료하며 일상생활을 유지할 수 있도록 적극적인 치료를 받아야 한다. 나 역시 그런 이유로 디스크 치료를 결정했다.

의사의 '환자 경험' 이야기를 듣고 그는 조금 누그러졌다. 하지만 여전히 "지난번 수술 때 일주일이나 입원을 했는데, 지금은 도저히 그렇게 시간을 낼 수 없다"고 치료의 어려움을 호소했다.

송정찬 씨의 우려와 달리 한 번 수술을 했다고 해서 다음 치료도 수술을 해야 하는 것은 아니다. 비수술적 방법으로 다양한 치료가 가능하다. 게다가 비수술 치료는 회복 기간이 짧아 일상생활로 빠르게 복귀할 수 있다. 설명을 들은 그는 척추협착풍선확장술에 동의했다. 디스크가 신경을 누르는 곳에 카테터를 삽입해 풍선을 불어 넣어 신경이 지나가는 통로 공간을 넓히는 시술이다. 지난번 수술 부위에 신경과 디스크가 엉기는 유착이 있었으므로 이를 풀어주며 진행했다. 오전에 병원을 찾은 그는 30여분의 시술을 마치고 당일 오후에 퇴원했다.

저녁 무렵 송정찬 씨로부터 한 통의 문자가 도착했다. "회사 계단을 거뜬히 올라올 수 있었습니다. 수술이 실패했다고만 생각해 병원에 가기가 죽기보다 싫었는데 좋은 선생님을 만나 다행입니다"라는 내용이었다. 그리고 일주일 뒤 아내 분이 채소 한 박스를 들고 찾아오셨다. 치료로 몸이 회복된 것은 남편이지만 그 덕을 본 것은 자신이라는 이야기였다. 그간 짜증과 화를 잘 내는 아픈 남편을 돌보느라 너무 힘들었다며 치료가 잘되어 가정이 다시 화목해졌다고 고마워했다.

흔히들 "좋은 치료란 몸뿐만 아니라 마음까지 치료하는 것"이라고 한다. 몸이 아파오는 통증은 몸뿐만 아니라 마음까지 변화시킨다. 본인은 물론, 주변 사람들까지 지치고 피곤해지기 일쑤이다. 심지어 관계가 깨지기도 한다. 하지만 치료를 받으면 몸과 마음이 모두 회복된다. 치료 과정에서 자신의 고통을 이해받고 통증을 적절히 조절하게 된 환자들은 전보다 더 밝아지기도 한다. 혹여 척추 치료에 대한 잘못된 선입견 때문에 치료를 미루는 환자가 있다면 '치료란 몸과 마음을 건강하게 할 수 있는 좋은 기회'라고 생각해주기를 바란다.

04

• • •

척추 치료에도 골든타임이 있다

_ 김훈 원장

● 자연 경과가 좋은 척추 질환, 그러나!

척추 질환자들이 모인 카페에 가보면 가끔 "민간요법만으로 디스크를 고쳤다"며 수술 없이 디스크를 고친 민간요법을 홍보하는 글을 보게 된다. 글의 내용은 대부분 비슷하다. "유명한 어느 병원에서는 수술을 하자고 했지만 절대 수술을 하면 안 된다는 주변의 권유를 듣고 수술을 하지 않았다. 그리고 스스로 찾은 나만의 비법으로 디스크를 완치시켰다"는 이야기이다. 그 자가 치료법을 구체적으로 살펴보면 운동과 자가 뜸 치료, 봉침 치료, 보양식 등이다. 글의 주인공들은 보통 6개월, 길게는 2년 정도 통증을 달고 살았지만 끝내는 통증이 사라졌다고 광고했다.

척추 자가 치유에 성공한 환자들의 사연은 참으로 눈물겹다. 하지만 한편으로 안쓰럽기도 하다. 척추에 대해 조금 더 알고 의학적 도움을 받았더라면, 6개월에서 2년이라는 그 긴 시간 동안 통증을 참아내는 수고는 하지 않아도 됐을 텐데 말이다. 검증되지 않은 여러 방법들을 자신의 몸에 시험해보는 무모한 일은 하지 않아도 됐을 거라는 생각에서다.

잘 알려져 있듯이 척추 질환은 자연 경과가 좋은 대표적인 질환이다. 자연적 회복을 기대할 수 있는 질환이라는 말이다. 생각해보자. 일반 외과나 내과와 달리 척추 관련 의학 연구의 역사는 길지 않다. 척추와 관련된 수술과 시술은 현대에 와서야 시작됐다. 왜 그랬을까? 과거에는 척추 환자가 지금보다 훨씬 적었기 때문일까? 틀린 답은 아니지만 꼭 맞는 답도 아니다. 옛날에도 심한 노동으로 허리가 아프고 다리가 저린 환자들은 있었다. 그런데 왜 그들을 위한 의학 연구는 진행되지 않았을까? 옛날 사람들은 '아프면 쉰다'는 생각을 가지고 있었다. 허리가 아프면 일주일이고 한 달이고 누워만 지냈다. 자연적으로 치유되기를 기다리다가 나으면 다시 생활전선으로 나갔다.

원리는 간단하다. 디스크는 혈액으로부터 산소와 영양분을 공급받는 살아 있는 조직이다. 살아있는 조직은 없어지지 않고 세포의 분화가 계속된다. 그러나 일부가 터져 나와서 떨어지게 된다면 그때부터는 죽은 조직이 된다. 우리 몸은 죽은 조직을 청소해버리는 자연 시스템을 가지고 있다. 이를 자연 치유력이라고 한다.

우리 몸에는 대식세포라는 것이 있는데 자체적인 면역 기능을 담당하는 세포로, 척추뼈 사이에 있는 디스크가 약해지거나 퇴행성 변화로 디스크 내 수핵이 터져서 흘러나오면 대식세포가 디스크를 이물질로 간주해 분해해서 흡수한다. 이 때문에 자연적으로 터진 디스크가 흡수되어 통증은 사라지고 몸은 이전의 상태로 회복된다. 오랫동안 푹 쉴 수만 있다면 외과적인 치료를 받지 않고도 90%는 회복된다. 통증을 견디면서 수주에서 수개월 혹은 1~2년까지 버틸 수만 있다면 시도해볼 만하다.

● 디스크의 자연 치유를 기대할 때 고려해야 할 것

몸의 치유력을 믿고 터진 디스크가 자연적으로 줄어들기를 기대할 때 고려할 것은 딱 두 가지이다. 어느 정도의 통증을, 어느 정도의 기간 동안 참고 견딜 수 있느냐이다.

척추, 특히 디스크가 파열되어 신경이 눌리면 극심한 통증이 찾아온다. 앉거나 설 수 없는 지경이 되기도 한다. 왜 그럴까? 단순히 신경이 눌려서일까? 아니다. 통증은 신경 자체의 눌림보다도 염증 반응에서 더 크게 발생한다. 파열된 디스크를 없애는 과정에서 대식세포가 활동하면, 디스크를 몸의 일부로 흡수하는 동안 엄청난 양의 염증 물질이 쏟아져 나온다. 이 염증 물질은 신경을 자극해 통증을 유발한다. 자연 치료가 진행될수록 통증은 더 심해진다. 통증이 심해지면 쉬어야 한다. 회복은 하루아침에 일어나지 않는다. 통증은 '그만 좀 쉬라'며 몸이 보내는 신호이다. 그런데 우리가 일상생활을 얼만큼 접고 쉴 수 있는가? 터져 나온 덩어리에 따라 디스크가 흡수되는 데는 한 달에서 6개월 혹은 1년까지 소요된다. 회복할 정도로 쉬지 않으면 기간은 점점 늘어난다. 이쯤에서 묻지 않을 수 없다. 통증 속에서 그 긴 시간을 보내는 것이 과연 옳은 선택인가?

그리고 남겨진 문제가 하나 더 있다. 앞서 설명한 대로 터진 디스크의 90%는 자연적으로 회복될 수 있다. 그러면 나머지 10%는? 떨어져 나온 디스크를 흡수할 수 있을 만큼 몸이 정상적인 대사를 하지 못하는 경우 혹은 떨어져나온 디스크가 딱딱하게 굳는 석회화가 일어난 경우 자연 치유는 일어나지 않는다. 석회화된 디스크는 딱딱한 뼈처럼 침착되어 신경을 지속적으로 압박한다. 이럴 경우 디스크로 시작된 척추 질환은 척추관협착증으로 악화된다. 통증은 사라져도 당기고 저린 증상은 나아지지 않는다.

건강보험공단에서는 약물이나 물리치료 등 보존적 치료를 하고도 치료 효과가 없는 경우, 통증이 경감되지 않는 경우에만 수술 시 보험수가를 적용해준다. 공단에서 명시한 보존적 치료 기간은 6주이다. 6주 동안 보존적 치료를 했는데도 낫지 않는다면 환자의 고통 경감을 위해 수술을 해도 된다는 말이다. 자연 치유로 6주를 보내고도 저리고 당기는 증상이 개선되지 않는다면 척추관협착증을 의심하고 반드시 병원을 찾아야 한다.

● 척추 치료, 골든타임을 놓치지 마라

2012년 여름, 외과 의사들의 고군분투를 다룬 드라마 〈골든타임〉이 방영됐다. 당시 드라마 제작진은 자문을 구하고 출연진을 대신해 수술실 촬영을 해줄 신경외과 전공의를 찾고 있었다. 병원의 부탁으로 자문과 함께 수술실 촬영을 돕게 됐다. 그러던 어느 날 제작진이 "척추 관절 분야에도 골든타임이 있나요?" 하고 물어왔다. 일반적으로 '통증을 달고 산다'고 생각되는 척추 관절 환자들에게도 '놓치지 말아야 할 치료시기'가 있느냐는 질문이었다. 대답은 간단했다. "척추 치료에도 놓치지 말아야 할 골든타임이 있습니다."

척추가 감싸고 있는 신경은 매우 예민한 조직이다. 그리고 한 번 손상되면 잘 회복되지 않는다는 특징이 있다. 척추 안에 자리 잡은 중앙 신경과 척추 사이에서 빠져나와 몸으로 뻗어나가는 가지 신경들은 탈출된 디스크와 굳어진 인대, 척추뼈에서 자라난 가시뼈에 의해 손상을 받을 수 있다. 손상된 부위를 적시에 해결해주지 않으면 전신마비, 하반신마비, 대소변 실금, 성기능 장애와 같은 증상이 나타날 수 있다. 그러니 마비 증상이 나타나 감각을 느끼지 못하거나 대소변을 가리지 못할 경우에는 바로 병원을 찾아 검진을 하고 신경 손상을 해결해야 한다. 앞서 강조했듯 신경은 잘 회복되지 않으며, 신경 손상에 의한 질환은 돌이킬 수 없는 것들이 대부분이다. 실제 척추 질환자의 1%는 전신마비, 하반신마비, 대소변 실금 같은 장애를 안고 평생을 살아간다는 것을 알아두자.

　방치된 척추 질환은 시간이 지나면 지날수록 악화되어 치료가 까다로워진다. 정상적인 상태로 회복되는 데 오랜 시간이 걸려서다. 이 때문에 디스크는 자연적으로 없어지니까 치료할 필요가 없다고 생각하는데 이는 오산이고 속단이다. 가끔은 '마비 증상'이 나타났음에도 이를 대수롭지 않게 여기고 오로지 통증 치료에만 매달리는 환자를 보기도 한다. 아픈 데에만 온 신경이 집중되어 몸의 이상이 나타나는 것도 눈치채지 못하는 것이다.

　50대에 접어든 배순금 씨 역시 그런 환자 중 하나였다. 밤사이 통증이 얼마나 심했는지 새벽부터 병원을 찾았다. 가장 먼저 외래를 신청하고 휠체어에 의지한 채 진통제를 놔달라고 목소리를 높였다. 진료실에 들어온 배순금 씨는 그야말로 녹초가 되어 있었다. 환자를 간신히 바로 눕히고 진단을 위한 검사를 했다. 발목을 들어 올려 보라고 하자 신음 소리를 내며 오른발과 왼발을 하나씩 들어 올렸다. 그런데 오른발은 젖혀지는데 왼발은 젖혀지지 않았다. 발가락을 들어 올리는 신경이 눌려 마비된 것을 쉽게 확인할 수 있었다. 언제부터 발가락이 잘 젖혀지지 않았는지 물으니 "2주쯤 된 것 같다"고 했다. "발가락은 차차 나아질 거라고 생각했는데 허리 통증이 갑자기 심해져 병원에 왔다"는 환자의 이야기에 한숨이 절로 나왔다.

　환자와 보호자에게 통증보다 마비의 치료가 더욱 시급한 문제라고 설명을 했다. 실제로 2주나 마비가 지속된 것은 심각한 상황이다. 앞서 설명한 대로 '신경학적 결손', 즉 신경 손상이 지속되어 나타난 마비 증상은 치료해도 사라지지 않을 수 있다. 신경은 짧은 기간 작은 손상을 받으면 회복될 수 있지만 오랜 기간 동안 큰 손상을 받으면 회복되지 않는다.

　배순금 씨는 신경 손상을 빨리 없애줄 치료부터 해야 했다. 비수술적 방법을 고려해볼 수도 있지만 치료시기를 놓치는 위험 부담을 안으면서까지 비수술적 방법을 고집하는 것은 바른 진료가 아니다.

　우선 통증을 유발하는 허리뼈 4번과 5번 사이 그리고 5번과 꼬리뼈 쪽의 디스크를 고주파수핵감압술로 감압해주었다. 그리고 왼쪽 신경을 누르는 5번과 꼬리뼈 사이의 디스크 일부를 제거했다. 현미경디스크제거술은 피부 2cm를 절개한 후 현미경을 보면서 신경을 누르고 있는 디스크를 제거하는 수술로, 절개 부위는 작지만 특수 현미경으로 수술 부위를 확대해볼 수 있기 때문에 세밀한 치료가 가능하다. 정상 조직의 손상도 최소한으로 줄일 수 있다. 배순금 씨는 레이저로 뼈처럼 딱딱해진 디스크의 1/5 정도를 제거했다. 디스크가 제거되면서 신경의 통로가 적절히 확보되어 신경은 서서히 회복됐다.

　시술 후 통증이 바로 사라졌고 마비도 풀려서 4일 후 휠체어가 아닌 두 발로 걸어서 퇴원했다. 불행 중 다행으로 허리 통증이 찾아와 병원을 찾은 덕에 골든타임은 넘기지 않았다. "만일 마비를 그대로 방치했다면 평생 왼발을 절뚝거리며 살았을 수도 있었다"는 말에 환자는 "허리가 밤새 아팠던 것이 오히려 다행"이라며 가슴을 쓸어내렸다.

05

좋은 통증 VS 나쁜 통증

_ 김주현 원장

● 모든 통증은 우리 몸이 보내는 신호

척추 질환자들에게 나타나는 증상 중에 빠지지 않는 것이 '통증'이다. 통증은 '눈물이 날 정도의 아픔', '살이 떨어져나갈 것 같은 고통' 외에도 여러 가지 형태로 찾아온다. 환자들은 "저리다", "시리다", "찌릿찌릿하다", "쑤시다", "우리우리하다"와 같은 표현으로 자신의 불쾌한 느낌을 설명한다.

54세 방심호 씨는 누워 있을 때 팔이 저린 증상이 심하고 통증 때문에 잠을 깊이 이루지 못해 우리 병원을 찾았다. 12년 전 교통사고로 척추를 한 번 다친 경험이 있었는데 이후에 목디스크가 재발해 이런 증상이 나타난 것이다.

일반적으로 목디스크와 허리디스크의 치료 원리는 비슷하다. 다만, 목뼈는 허리뼈와 굵기부터 차이가 나기 때문에 고난이도 치료인 경우가 많다. 목에는 기도와 식도 그리고 경동맥이 지나간다. 좁은 공간에 중요한 구조물들이 많으므로 세심한 처치를 해야 한다. 신경이 손상되기라도 하면 생명과 직결되어 조직들이 최대한 '다치지 않도록' 치료하는 것이 중요하다.

방심호 씨는 목뼈 5번과 6번 사이 디스크를 녹이는 시술을 진행했다. 목 앞쪽으로 접근해 카테터를 넣어 신경을 누르고 있는 디스크까지 접근하는 방법이다. 기도와 식도, 경동맥을 피해 조심스럽게 디스크 병변 부위까지 들어가 특수 내장된 열선으로 고주파를 쏘였다. 디스크는 시술 즉시 줄어들었고 치료 4시간 뒤 환자는 "저릿저릿하던 것이 사라지니 살겠네요. 지금은 아무렇지도 않아요. 고통에서 벗어나니 마음까지 한결 가벼워졌어요"라며 집으로 돌아갔다.

많은 환자가 이렇게 '통증에서 해방되는 바람'을 실현하고 병원을 나선다. "부디 이것만 좀 해결되기를…" 하는 간절한 마음은 병원에 남겨두고 떠난다. 치료나 처치로 통증이 해결되면 통증에 대한 다시는 떠올리기 싫은 경험은 쉽게 잊고 일상으로 돌아간다. 이쯤 되면 의사로서 '통증을 위한 변호'가 필요하지 않을까 하는 생각이 든다. 아프지 않는 것이 가장 좋지만 통증이 찾아온다고 해도 그렇게까지 나쁘기만 한 것은 아니다. 통증에 대해 알면 환자의 고통과 두려움을 조금은 줄일 수 있어서이다.

통증의 사전적 의미는 '실질적이거나 잠재적인 조직 손상 이후 발생하는 불

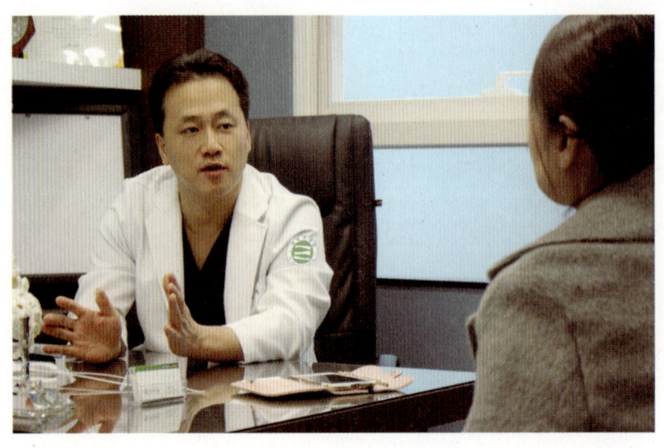

환자에게 증상을 설명하고 있는 김주현 원장

유쾌한 감각적·정서적 경험'이다. 흔히 생각하는 넘어져서 뼈가 부러지거나 칼에 손가락을 베이거나 뜨거운 물에 화상을 입는 것과 같이 외상이 생긴 경우를 조직 손상이라고 하는데, 척추의 병변으로 생긴 증상도 포함된다.

통증은 우리에게 안 좋고 힘든 경험이지만 인간에게 꼭 나쁜 것만은 아니다. 통증은 몸에 발생한 위험을 알리고 똑같은 손상을 입지 않도록 방어할 수 있게 해준다. 일례로 뜨거운 그릇에 손을 대면 깜짝 놀라 뒤로 물러난다. 그다음부터는 그릇을 볼 때마다 뜨겁지는 않은가 확인하고 만지는 습관을 갖게 된다. 또한 통증은 인체가 정상 상태로 회복하는 데 도움을 준다. 척추 환자들의 경우가 대표적이다. 척추 환자들은 "통증 때문에 꼼짝을 할 수 없다", "너무 힘들고 불편하다"고 호소한다. 반면 몸의 입장에서는 '움직이지 않고 쉬는 시간을 버는 셈'이다. 마지막으로 통증은 몸에 손상이 있다는 것을 우리에게 알리고 치료를 빨리 시작할 수 있게 해준다. 통증이 없다면 골절이나 맹장염과 같이 치료가 시급한 질환을 어떻게 그렇게 빨리 알아낼 수 있겠는가? 통증은 우리를 못살게 하지만 우리 몸을 살게도 한다. 통증은 치료시기를 알려주는 조력자이자 조언자인 것이다.

● 척추 통증에 대처하는 바른 자세

통증 예찬을 조금 더 해보자면 통증은 내가 살아있다는 것을 알려준다. 통증이 있다는 것은 통증을 느낄 수 있을 만큼 건강한 상태임을 증명한다. 당뇨가 있거나 신경이 마르는 병에 걸리면 살이 썩고 뼈가 부러져도 통증을 느끼지 못한다. 요점은 '통증이 주는 의미를 어떻게 해석해야 건강한 상태를 유지할 수 있는가'이다. 통증은 몸에 이상이 있다는 신호를 계속해서 전해준다. 처음에는 약하게 주다가 몸이 안 좋아지면 점점 그 강도를 세게 한다. 이 신호를 알아채야 한다.

이때 '무리하게 통증을 이겨내는 행동들'은 바람직하지 않다. 흔히 동물들은 통증을 잘 피해 다닌다. 반려견들을 살펴보면 부딪혀서 아팠던 곳은 잘 가지 않는다. 물속에 들어가서 숨을 못 쉬어 고통스러웠던 경험이 있으면 물에 들어가려 하지 않는다. 그런데 인간은 독특한 동물이다. 아픈 것을 참기도 하고 이를 악물고 이겨내려고도 한다. 통증을 이겨내는 사이 몸은 회복할 수 없을 정도로 망가지는 데도 이를 참고 견디려고만 한다.

통증은 견디기보다는 치료해 다스려야 할 대상이다. 흔히 주변으로부터 조금 예민하다는 평가를 받는 사람들이 오히려 건강을 잘 유지하는 것은 바로 이 때문이다. '통증만 없으면 돼', '조금만 참으면 곧 나아'라고 생각하기보다 '원인을 해결해보자'는 자세가 필요하다.

인대나 근육이 충격에 의해 늘어나거나 찢어지는 염좌는 근육통의 일종이다. 보통은 우리 몸의 자연 치유력으로 3주 이내에 회복되는 것이 정상이다. 그런데 자연 회복 과정 중에 계속해서 무리를 한다든지, 사소하게나마 다시 다치는 상황이 벌어지면 통증은 회복되지 않는다. 처음에는 사소한 통증에서 시작됐지만 제대로 치료하지 않고 방치하면 만성통증이라는 새로운 질병으로 진행된다.

만성통증은 치료하기 매우 까다로운 질환으로, 척추 질환과 다른 독립된 질병으로 취급된다. 만성통증이 생기는 원인은 '통증을 유발하는 물질이 늘어나는 것'과 '통증을 느끼는 감각이 민감해지는 것' 두 가지가 작용한다. 첫 번째는 급성통증이 치료되지 않아 만성통증으로 나가는 경우이다. 인체가 충격을 받거나 외상을 입으면 자가 치유를 위해 상처 부위에 염증을 일으키는 물질을 계속 쏟아낸다. 이 염증 물질들이 통증을 일으키는 것이다. 염증 물질을 없애는 방법은 자연 치유가 되거나 적절한 치료를 통해서이다. 염증 물질이 계속 쌓여서 통증이 사라지지 않으면 만성통증이라는 새로운 질병이 생긴다.

두 번째는 통증을 느끼는 감각, 즉 '역치'가 낮아지는 경우이다. 잘 알다시

피 통증을 느끼는 곳은 통증 부위가 아니라 뇌이다. 통증은 신체 일부에서 뇌까지 하나의 전깃줄이 아니라 끊어진 고리들이 연결된 형태로 전달된다. 끊어진 고리들은 신경전달물질을 분비해 통증 자극을 전달한다. 하나의 고리에 전기 자극이 신경전달물질로 전해지면, 다음 고리에서 그 전기 자극을 받아 다음 고리로 전달하는 형태이다. 그런데 통증이 만성화되면 통증이라는 전기 자극을 받아들이는 수용체의 개수가 늘어난다. 때문에 통증에 대한 민감도가 굉장히 높아진다. 통증의 역치가 낮아지면 작은 통증에도 민감하게 반응해 더 쉽게 통증을 느끼게 된다.

급성통증이 만성통증으로 진행되는 것을 막기 위해 '통증의 고리를 끊어주는 치료'가 필요하다. 척추 치료에서 많이 쓰이는 신경주사 혹은 신경차단술은 통증 관리 차원에서 의미가 있다. 두 치료는 염증 부위에 약제를 투입해 신경이 느끼는 역치를 한 단계 끌어올린다. 또한 신경차단술은 염증 부위를 식염수로 씻어내 통증을 완화시킨다. 통증을 느끼는 감각이 예민해지는 것을 막아 통증이 만성화되지 않도록 예방한다.

● 다만, 통증 걱정 때문에 불행해지지는 말자

척추 치료를 받은 환자들은 빠르면 3~4시간 만에, 길어도 일주일 정도면 일상생활로 돌아간다. 급성통증으로 힘겨운 날들을 보낸 환자들이, 일상으로 돌아가서 보이는 태도는 크게 두 가지이다. 통증을 금방 잊어버리거나 너무 오래 기억하거나. 첫 번째 환자군은 '다 나았겠지?' 하며 모험을 하고, 두 번째 환자군은 '다시 통증이 생기면 어쩌지?' 하며 활동을 꺼린다.

첫 번째 환자군의 무모한 모험은 참으로 다양하다. 10대들은 "아직은 조심하라"는 충고를 무시하고 농구와 같은 격한 운동을 하다가 병원에 다시 실려 오기도 한다. 한 시간 이상 자전거를 타거나 장거리 등산을 해서 디스크가 재발해 오는 경우도 심심치 않다. 30, 40대의 경우 야근과 회식 등으로 몸을 혹사시켜 치료가 허사가 되기도 한다. 이런 환자들에게는 "처음부터 다시 치료를 해야 합니다"라고 엄포를 놓으며 조심시키는 수밖에 없다.

두 번째 환자군은 극심한 통증의 경험 때문에 몸과 마음이 위축된 경우이다. "골프가 허리에 안 좋다던데 어떨까요?", "여행 가면 다시 많이 아플까요?", "이 상태 이대로, 평생 안 아프고 살 방법은 없나요?"라며 통증이 해결됐음에도 통증이 다시 찾아올 수 있다는 불안감 때문에 우울증을 앓기도 한다.

나의 경우에는 모험가보다는 위축형 환자에게 더 마음이 쓰인다. 첫 번째 환자군은 척추 질환만 해결하면 일상생활로 돌아가는 데 큰 불편이 없다. 그저 모험심만 자제하면 된다. 그러나 두 번째 환자군은 척추 질환이 해결됐음에도 일상생활로 돌아가지 못한다. 진정한 의미에서 치료가 끝난 상태가 아닌 것이다. 좋아하는 등산이나 운동도 하지 않고 사람들과 어울리는 일도 꺼리게 되면서 삶이 점차 불행해진다.

1년 전 척추관협착증 진단을 받고 척추협착풍선확장술로 통증이 사라진 72

세 송병임 씨는 그런 환자 중에 한 명이었다. 시집간 딸을 대신해 손녀를 돌보다 갑자기 통증이 찾아와 내원했다. 통증의 정도가 심해지자 병원을 찾은 할머니의 진료는 진단부터 시술까지 일사천리로 진행됐다. 그런데 통증이 사라진 뒤에도 할머니는 일주일에 한 번씩 꼬박꼬박 외래에 오셨다. 손녀는 안아줘도 되는지, 살림살이는 어떻게 해야 하는지, 나들이는 괜찮은지 등을 물으셨다. 나는 "크게 걱정하지 마시고 행복하게 사시라"고 말씀드렸다. 통증은 원인을 통제하면 충분히 조절된다. 안 아프도록 노력하되 그 노력이 너무 커져서 아무것도 못 할 정도로 생활이 위축돼서는 안 된다. 할머니는 "그럼 의사 양반만 믿겠소" 하고 웃으며 집으로 돌아가셨다.

물론 디스크는 재발이 가능한 질환이다. 암처럼 한 번 떼어내고 5년 동안 아무 이상이 없으면 완치라고 판정을 내리기에 무리가 있는 조직이다. 하지만 통계상 '한 번 시술이나 수술을 한 곳에서 다시 디스크가 튀어나오는 경우'를 포함해 디스크를 앓았던 사람이 디스크를 다시 앓게 될 확률은 5%로 높지 않다. 혹시 5%에 들어서 나중에 아프게 된다고 해도 다시 치료하면 된다. 불과 20년도 안 된 기간에 척추 건강을 지키는 많은 시술이 개발되고 보급된 덕분이다.

06

모든 척추 치료에는 원칙과 방법이 있다

_ 김주현 원장

● 척추 질환, 원인은 같아도 증상과 치료법은 제각각

올바른 생활 습관은 척추를 건강하게 하고 많은 척추 질환을 예방하는 데 도움이 된다. 바른 자세, 식습관, 수면 습관 등이 다양한 척추 질환을 예방할 수 있는 이유는 대부분의 질환이 잘못된 습관과 노화로 인해 진행되기 때문이다. 실제로 척추뼈에 금이 가는 압박골절을 제외하고 디스크나 척추관협착증, 척추불안정증 등은 대부분 디스크의 노화에 따른 변성에서 시작된다. 다만, 병이 진행되는 양상은 제각각이라 디스크에 탈이 나면 디스크탈출증이, 인대에 탈이 나면 척추관협착증이, 뼈에 탈이 나면 척추불안정증이 되는 식이다. 이 때문에 각각의 질환을 정확히 진단해, 원칙에 맞게 적절하게 치료하는 노력이 요구된다.

하루는 40대 중반의 쌍둥이 자매 두 분이 내원을 했는데, 먼저 병원을 찾은 것은 언니였다. 한 달 전 명절을 지내고 허리 아픈 것이 심하다 가라앉더니 이제 다리가 아프다고 했다. MRI를 확인해보니 허리뼈 3번과 4번 사이 디스크가 심하게 눌려 있었고, 디스크가 터져 신경도 누르고 있었다. 환자의 말과 증상을 종합해본 결과 디스크가 터져 나온 시기는 명절 즈음으로 생각됐다. 시간이 지나면서 터져 나온 부위가 아물어 허리 통증은 조금 좋아졌지만, 터져 나온 디스크 때문에 신경 압박이 심해져 다리가 당기고 저리는 증상은 점점 더 심해지고 있었다. 신경 손상이 더 진행되기 전에 터져 나온 디스크를 제거하는 치료를 해야 했다. 치료는 성공적이었고 당일 퇴원하셨다.

그로부터 보름 뒤 동생이 병원을 찾았다. 진료실에 들어오자마자 동생은 "허리가 그렇게 아프다던 언니가 감쪽같이 나은 모습을 보니 신기하더라고" 하며 당신도 똑같은 시술을 해달라고 했다. 언니와 자기는 쌍둥이인 데다 사는 모습도 비슷해 같은 병이 틀림없다는 것이다. 그러나 MRI를 확인해보니 그렇지 않았다. 동생 분은 언니와 달리 척추관협착증 소견이 보였다. 디스크가 터져 나온 언니와 달리 인대가 비대하게 자라나 신경을 누르고 있었다.

일반적으로 척추는 노화를 통해 기존의 안정성을 잃게 된다. 노화로 디스크가 변성되면 척추 사이가 헐거워지고 튼튼하게 자리 잡지 못한다. 다만, 자연적으로 우리 몸은 척추를 싸고 있는 인대를 키워서 척추에 안정성을 부여한다. 이때 인대가 너무 비대해져버리면 신경을 눌러 통증이 생기기도 한다. 동생 분의 경우 황색인대가 두꺼워지면서 신경을 압박하는 척추관협착증이 나타났다. 비대해진 인대를 제거하거나 신경이 지나갈 공간을 확보해주는 치료가 필요했다.

이처럼 같은 연령대의 비슷한 노화를 겪는 경우에도 척추 질환은 제각각이다. 비슷한 허리 통증을 경험하면 같은 병이라고 생각하기 쉽지만 증상과 치료법까지 같을 것이라고 속단해서는 안 된다.

● 수술과 비수술을 선택하는 원칙과 방법

가끔 연세가 있는 환자 중에는 첫인사도 나누기 전에 "선생님은 수술을 하지 않고도 허리 병을 싹 낫게 해주신다고 해서 찾아왔습니다"라고 하는 분들이 있다. 다양한 비수술 치료가 보급되면서 수술에 대한 환자의 부담이 줄어든 것은 사실이다. 그러나 모든 척추 질환이 비수술 치료로 해결되는 것은 아니다. 일례로 대소변 장애가 오거나 다리가 끌리는 정도의 신경 마비가 진행된 경우는 어쩔 수 없이 수술 치료를 할 수밖에 없다. 신경 손상으로 인한 후유증이 수술로 인한 부담보다 크기 때문이다.

의사의 입장에서 수술 치료와 비수술 치료를 결정하는 데는 몇 가지 근거와 규칙이 있다. 척추 질환 중 발생 빈도가 가장 높은 두 가지, 즉 디스크탈출증은 비수술 치료를, 척추관협착증은 수술 치료를 진행한다는 것이 원칙이다.
다만 몇몇 경우에는 디스크 치료에도 수술을 하거나 척추관협착증에도 비수
술 치료를 진행하는 경우가 있다.

---

tip

수술과 비수술 치료법을 결정하는 원칙

디스크탈출증은 비수술 치료를, 척추관협착증은 수술 치료를 진행한다는 원칙이 항상 적용
되는 것은 아니다. 풍부한 임상 경험을 가진 전문의가 질환의 경중과 환자의 상태를 고려해
정확한 판단을 내리는 것이 중요하다.

질환의 일반적인 치료법

디스크탈출증	현미경디스크제거술
척추관협착증	후방신경감압술
척추압박골절	척추체성형술
척추전방전위증	최소침습척추유합술

질환의 경중에 따른 치료법

중증도 디스크탈출증	고주파수핵감압술, 경막외내시경시술
중증도 척추관협착증	경막외유착박리술, 척추협착풍선확장술
경도의 디스크탈출증 및 척추관협착증	약물치료, 물리치료, 교정치료, 신경차단술

척추 질환 중 가장 많은 비중을 차지하는 디스크탈출증은 비수술 치료가 우선이다. 디스크는 시간이 지나면 자연적으로 흡수되는 조직이기 때문에 정상 조직을 손상시키는 위험을 무릅 쓴 수술은 필요치 않은 경우가 많다. 디스크의 자연 흡수가 더뎌서 계속 신경을 누르는 경우에 디스크를 제거하거나 용적을 줄여주는 시술을 한다. 실제로 디스크 환자의 95~97%는 수술을 안 하고 상태가 좋아진다. 그러나 앞서 설명한 마비 증상이 나타나면 신경 손상이 영구적으로 남을 수 있기 때문에 수술이 불가피하다. 이런 경우의 디스크 환자는 2~5% 정도이다.

우리 병원을 찾은 김소희 학생은 안타깝게도 수술로 디스크탈출증을 치료해야 했다. 소희 학생은 15세로 키에 비해 체구가 비대했다. 165cm의 키에 몸무게가 100kg 가까이 나갔다. 그런데 진료실을 들어올 때부터 다리를 절뚝거렸다. MRI로는 두 마디에서 퇴행성디스크가 관찰됐는데, 한 마디에서 디스크가 심하게 터져 있었다. 디스크는 신경을 압박하고 있었고, 그 상태로 벌써 2주나 참고 있었다고 했다. 발목에는 마비 증상도 나타났다. 이런 경우에는 환자의 나이를 불문하고 수술을 제안할 수밖에 없다.

처음 '수술' 이야기를 들었을 때 환자와 부모의 표정은 매우 좋지 않았다. 다른 방법을 찾아보고 싶다고 한참을 망설였다. "신경은 한 번 손상을 받으면 회복이 잘 안 되고 손상 기간이 길면 길수록 영구적 손상이 되기도 쉽습니다. 나이가 어리다고 수술을 꺼리면 절뚝거리는 상태로 평생을 살게 될 수도 있어요"라는 설득과 함께 수술에 대해 상세하게 설명해드렸다. 다행히 사태의 심각성을 이해한 부모님은 "선생님을 믿고 수술을 해보겠다"는 답을 해주었다. 하반신 마취 후 현미경으로 보면서 터져 나온 디스크를 꺼내고 눌려 있던 신경을 펴는 수술이었다. 급작스럽게 진행됐지만 수술은 무리 없이 끝이 났고 예상했던 대로 마비 증상은 금방 좋아졌다. 3일 후 퇴원할 때는 본인과 부모 모두 만족스러운 상태였다.

척추관협착증은 신경관이 좁아져 신경을 누르는 질환으로, 마비는 나타나지 않지만 오래 걷지를 못하고 환자가 느끼는 통증도 심하다. 조금만 걸어도 통증이 유발된다. 이 경우 좁아진 신경관을 넓히는 수술 치료가 원칙이다. 하지만 비수술 치료를 시도해볼 수 있는 경우도 있다. 장기간에 걸쳐 좁아지는 척추관에 신경이 적응하는 과정을 '신경의 리모델링'이라고 하는데, 이 신경의 리모델링이 잘 진행되면 비수술 치료만으로도 통증이 해소된다.

허리가 굽은 75세 김순례 씨는 허리가 아프고 당기는 증상으로 병원을 찾았다. 치료를 위해 충청도에서 서울까지 오신 경우였다. 일주일 전 넘어지기 전까지는 통증이 전혀 없다가 넘어진 후로는 오십 보도 걸을 수 없을 정도로 허리와 다리가 아프기 시작했다. 검사 결과 심한 척추관협착증이 확인됐다.

우동 가락처럼 굵게 보여야 할 신경관이 칼국수 가락처럼 얇게 눌려 있었다. 이런 경우 척추관협착증은 매우 긴 세월에 걸쳐 진행됐을 가능성이 크다. 다만, 신경이 스스로 좁은 공간에 적응하도록 리모델링되면서 그동안 아무런 통증 없이 지내온 것이다. 그러던 중 갑작스런 충격으로 염증이 생기고 신경이 부어 통증과 척추관협착증의 증상들이 나타난 것이다.

김순례 씨의 연세와 상태를 고려해 비수술 치료를 선행하기로 했다. 카테터를 넣어 염증 부위를 씻어주고 약물을 넣어주는 경막외유착박리술을 시행했다. 예상했던 대로 시술이 끝나자 극심한 통증은 가라앉았다. 일주일 후 할머니는 일상생활이 가능하다며 고속버스에 오르셨다.

이외에도 척추관협착증에 해볼 수 있는 비수술 치료로는 경막외유착박리술로, 염증 부위에 약을 넣어 씻어주는 시술이다. 이때 통증이 적절히 가라앉지 않는다면 또 다른 비수술 치료로 척추협착풍선확장술을 고려할 수 있다. 카테터를 염증 부위에 밀어 넣어 풍선을 부풀려 공간을 확보해주는 시술이다. 환자들에게는 '눌려 있던 신경의 숨통을 트여주는 시술'이라고 설명한다. 10년에서 20년 이상 굉장히 오랜 기간 눌려왔던 신경은 약간의 공간만 확보해줘도 자극이 줄기 때문에 통증이 가라앉는 것을 기대할 수 있다.

하지만 이 정도로도 효과를 보기 어려운 때는 수술을 고려해야 한다. 2~3cm 정도로 작게 피부를 절개하고 현미경을 통해 병변을 확인하면서 신경이 지나갈 수 있는 공간을 확보해주는 협착증현미경확장술이나 후방의 척추를 절개해 신경을 누르는 압력을 줄여주는 후방신경감압술을 하게 된다.

검사와 진료를 마치고 환자의 처방전을 써내려갈 때 환자들은 가끔 이런 걸 묻는다. "선생님 제가 자주 가는 척추 관련 인터넷 카페가 있는데요. 거기서 순전히 운동만으로 디스크가 완치됐다는 이야기를 봤어요. 한 6개월 정도 하면 좋아진다고 하던데 그거 한번 해봐도 될까요?"

이런 질문은 참 곤란하다. 환자가 이야기하는 운동법에 대해 아는 것도 없거니와 안다고 하더라도 '하라, 하지 마라'를 결정해주는 것은 무리가 있다. 그러던 어느 날은 '환자가 왜 이런 질문을 할까?'를 곰곰이 생각해보았다. 그러다 떠올랐다. 혹시 환자가 묻고 싶은 것은 '지금 하고 있는 치료가 최선입니까?'가 아니었을까?

환자들에게 일일이 다 설명할 수는 없지만 치료에는 분명한 이유가 있다. 일례로 척추 치료에서 빠지지 않는 것은 염증 치료이다. 많은 척추 질환은 염증 반응을 동반한다. 염증이라고 하면 흔히 감기나 간염과 같이 박테리아나 바이러스 감염에 의한 감염성 염증 반응을 떠올리는데 이것이 다는 아니다. 류머티즘 관절염처럼 물리적 손상, 즉 너무 많이 써서 관절이 닳아서 생기는 염증 반응도 있다. 이런 비감염성 염증 반응은 세균성 염증 반응과는 차이가 있다.

물론 척추 질환은 비감염성 염증 반응을 일으킨다. 디스크가 찢어지거나 금이 가서 염증이 생기기도 하고, 인대가 늘어나거나 손상되어 염증이 생기기도 한다. 또 후관절에 꾸준한 압박을 받아서 염증이 생기기도 하고, 신경이 나가는 구멍에 압력이 높아져 염증이 생기기도 한다. 여러 가지 이유로 신경이 압박을 받아서 염증이 생긴다.

염증은 생기면 일단 아프다. 염증이 치유되는 과정에서 발생하는 염증 물질은 신경을 자극해 통증을 유발한다. 거기다 척추의 염증은 피부처럼 위로 부어오를 수 없는 구조이다. 안에서 부으면 압력이 올라가 염증 부위를 심하게 압박하게 된다. 디스크가 탈출됐을 때 신경을 누른다고 하는 것은 탈출된 디스크가 누르는 것도 있지만 염증 반응에 의해서 부은 조직들이 신경을 누르는 것도 있다. 주변 근육이 긴장하면 신경을 압박하는 정도는 더욱 심해진다.

피부에 상처가 생겨서 아물면 흉터가 남듯 척추에도 염증이 아물면서 흉터가 생긴다. 염증 반응 이후에 흉터 조직이 생기면서 신경을 더 압박하고 한 번 생긴 흉터는 염증이 가라앉아도 계속해서 남는다. 추가적인 염증 반응을 일으키는 원인이 되기도 한다. 그렇게 염증의 만성화가 진행된다.

척추 치료에 있어서 염증 반응을 해결하는 것은 중요한 과정이다. 대부분의 보존적 치료는 이 염증 반응을 낮추는 데서 시작된다. 그 밖에도 의사들이 치료를 하는 데는 확실한 근거가 있다. 환자들에게 이런 설명을 일일이 다 할 수 없는 현실이 안타깝지만, 한편에서는 이런 설명을 듣지 않고도 믿고 처방을 따라주는 환자들이 고맙기도 하다.

10년 넘게 환자들을 보면서 의미 있는 '공통점'을 하나 발견했다. 비교적 회복 속도가 빠른 환자들은 의사의 치료를 믿고 따른 이들이었다. 몸이 나을 것이라는 기대 속에 치료를 진행한 환자들은 그렇지 않은 환자들에 비해 회복 속도가 확실히 빨랐다. 일례로 지인의 적극적인 추천을 통해 병원을 찾은 환자들은 수술 후에도 잘 회복되었다. '믿을 수 있는 의사, 믿을 수 있는 치료'라는 생각이 환자 본인에게도 큰 도움이 된 것이다. 의사로서 환자에게 신뢰를 주는 것이 얼마나 중요한가를 다시금 배우게 된다.

몸이 불편해 병원을 찾을 때 갖가지 걱정이 생기는 것은 당연하다. 의사에게 충분한 설명과 적합한 치료를 요구하는 것은 환자의 권리이기도 하다. 여기서 한 가지 당부를 하자면 충분한 설명을 듣고 치료의 원칙과 방법에 동의했다면 '나을 수 있다'는 믿음을 가지고 치료에 적극적으로 임하기를 바란다. 환자 자신을 위해서도 충분히 의미 있는 일이 될 것이다.

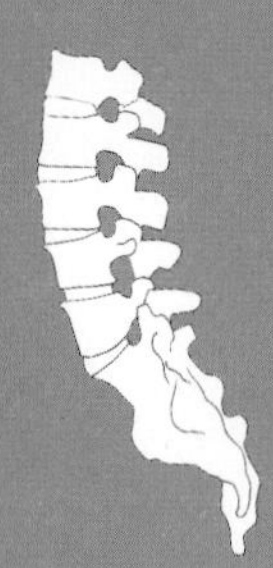

척추가 틀어지거나 변형되는 가장 큰 원인은 누구도 피해
갈 수 없는 것, 바로 '노화'이다. 중요한 것은 노화의 속도
를 늦추는 방법을 찾아서 실천하는 것이다. 꾸준한 운동
과 바른 생활 습관뿐만 아니라 적시에 진단을 받고 치료
하려는 노력이 필요하다.

Part 2

통증,
원인을 알면
잡을 수 있다

01

내 척추는 왜 아플까?

● 가장 큰 원인은 노화

우리의 척추는 목뼈(경추) 7개, 등뼈(흉추) 12개, 허리뼈(요추) 5개, 골반뼈(천추) 5개 그리고 꼬리뼈(미추) 4개로 이루어져 있으며, 완만한 S자 모양으로 인체를 받치고 있다. 각 척추뼈는 기능적으로는 별반 차이가 없다. 단, 어떤 이유로든 'S자 척추'가 틀어지거나 변형되면 척추 질환으로 이어지게 된다.

건강의 척도라고 할 수 있는 S자 척추가 틀어지거나 변형되는 이유에는 여러 가지가 있다. 척추뼈가 기질적으로 약한 경우, 나쁜 생활 습관이 반복된 경우, 갑작스런 충격이나 사고로 변형된 경우 등이다. 그러나 뭐니 뭐니 해도 가장 큰 원인은 따로 있다. 누구도 피해갈 수 없는 이유, 바로 '노화'이다.

척추 하면 척추뼈를 연상하기 쉽지만 척추는 뼈로만 이루어지지 않았다. 뼈 사이에는 '디스크'라고 불리는 추간판이 있다. 그리고 척추뼈를 연결하는 후관절과 인대, 근육이 뒤쪽에서 척추뼈를 튼튼하게 붙잡고 있다. 우리가 아

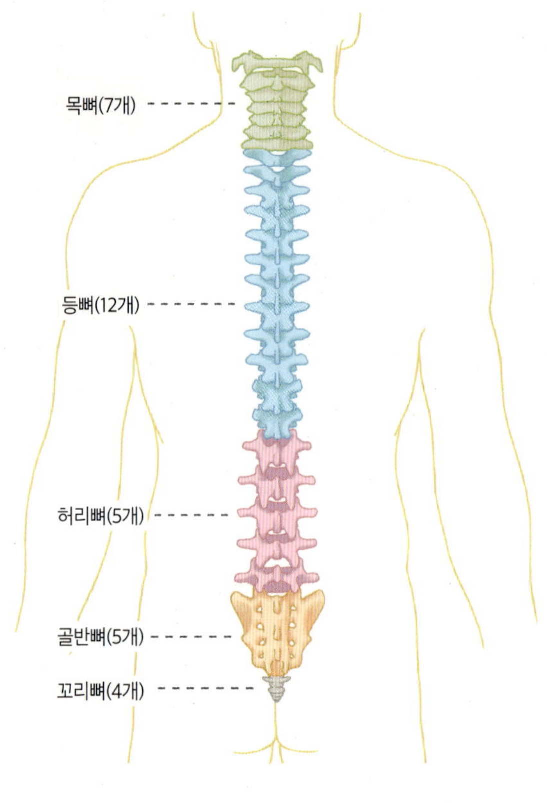

척추의 구성

주 자연스럽게 다양한 동작으로 움직일 수 있는 것은 사실 디스크와 인대 덕분이다. 그런데 척추의 주요 연골조직인 디스크는 노화에 매우 취약하다. 노화로 그 기능을 잃거나 손상되기 쉬우며, 대부분의 척추 질환이 디스크의 노화 때문에 발생한다고 해도 과언이 아니다.

물렁뼈라고도 불리는 디스크의 중심부에는 수분이 많고 말랑말랑한 수핵이 자리 잡고 있으며, 가장자리는 질긴 인대인 섬유테로 둘러싸여 있다. 디스크의 모양은 앙금이 들어 있는 찹쌀떡을 연상하면 쉽다. 수핵은 젤리 같은 형태로 90%가 수분으로 이루어져 있고, 나머지는 단백질로 구성되어 있다. 척추에 가해지는 충격의 75%를 이 수핵에서 흡수한다.

섬유테는 섬유질이 주요 성분으로 양파 껍질처럼 수핵을 싸고 있는데, 그 결이 서로 교차되어 매우 질겨서 웬만한 충격은 견딜 수 있을 정도로 탄력이 좋다. 척추에 가해지는 충격의 25%를 이 섬유테에서 흡수한다. 그렇다 보니 디스크는 일반적인 충격으로는 잘 찢어지지 않는다. 척추의 쿠션 역할을 하면서 충격을 흡수하고 척추가 앞뒤로 밀리지 않도록 잡아주는 역할을 한다.

그런데 디스크의 가장 큰 약점은 혈관이 없다는 것이다. 디스크는 우리 인체에서 대표적인 '무혈관조직'이다. 알다시피 인체 조직의 대부분은 혈관으로부터 영양분과 산소를 공급받는 덕분에 성장과 재생, 자가 치유가 비교적 빠르게 이루어진다. 딱딱한 뼈조차 혈관이 존재하는데 디스크에는 혈관이 없다.

그렇다면 디스크는 어떻게 영양분과 산소를 공급받을까? 디스크는 척추뼈의 위아래에 붙어 있는 조직인 '척추뼈 연골판'으로부터 영양과 산소를 공급받는다. 이를 일반적으로 '확산'이라고 표현한다. 비커에 물을 담고 잉크 한 방울을 떨어뜨렸을 때를 상상해보자. 잉크는 서서히 물에서 퍼져 나간다. 시간이 오래 지나야만 물 전체에 잉크가 퍼질 수 있다. 디스크는 이처럼 연골판으로부터 확산의 형태로 영양과 산소를 공급받으므로 그때그때 필요한 것들을 원활하게 공급받지는 못한다.

또한 연골판은 뼈의 성장판 역할을 하는데, 나이가 들면서 얇아지고 울퉁불퉁해진다. 디스크로서는 나이가 들면 들수록 점점 안 좋은 상황이 된다. 비커에 떨어지는 잉크의 양이 줄어들 듯이 디스크로 전달되는 영양과 산소의 양은 줄어든다. 비커 속 잉크는 점점 옅어지고 그렇게 디스크의 퇴화가 시작된다.

● 디스크 퇴화의 가속도 법칙

디스크의 수핵에는 수핵세포가 있는데, 영양과 산소가 원활하게 공급되지 않으면 수핵세포의 수가 줄어들게 된다. 수핵세포는 디스크 내에 수분을 유지시키는 물질을 생산하는데, 수핵세포가 줄어들면 이 물질도 자연히 줄어들게 된다. 수분이 빠져나간 디스크는 쪼그라들면서 퇴행성디스크가 된다. 퇴행성디스크는 디스크의 기능, 즉 충격 완화와 척추를 단단히 붙잡아주는 기능을 조금씩 잃어간다. 이로써 직립 상태를 유지해야 하는 척추는 점차 불안정

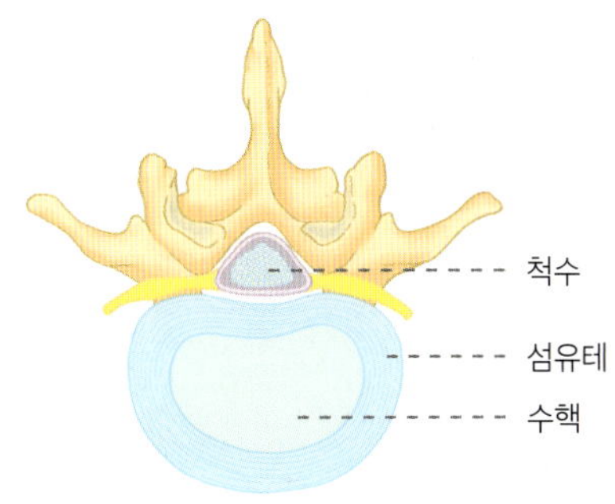

디스크 단면도

해진다.

　보통 디스크를 포함한 척추는 20대 초반부터 약해지기 시작한다. 외부의 충격을 견디지 못하고 찢어지면서 '디스크'라고 통칭되는 허리 병이 생기기 시작하는 것이다. 나이가 들면서 허리가 아파오고 일상생활에서 통증이 계속될 때 흔히 받게 되는 진단이 퇴행성디스크이다. 퇴행성디스크는 수핵이 섬유테 바깥으로 탈출되는 '디스크탈출증', 섬유테 안에 금이 가는 '디스크내장증'과 같은 척추 질환의 선행 질환이 될 가능성이 매우 높다. 또한 퇴행성디스크가 심해지면 '척추관절염'이 생길 위험도 커진다. 퇴행성디스크로 디스크의 높이가 낮아지면서 척추 뒤를 잡고 있는 척추후관절의 압박이 높아져 부담을 주기 때문이다.

노화로 인해 약해지는 것은 척추만이 아니다. 나이가 들수록 우리는 근육도 잃어버린다. 근육은 디스크, 인대와 함께 척추를 세우는 중요한 조직이다. 그런데 80세가 되면 젊었을 때 가졌던 최대 근육량의 절반밖에 남지 않는다. 근육이 약해지면 허리를 펴고 버티는 힘이 떨어질 수밖에 없다. 디스크 퇴행은 가속화되고 통증이 찾아온다.

● 디스크의 압력을 높이는 자세

매일 얼굴을 맞대고 사는 부부는 서로가 얼마나 늙어가는지 모른다. 노화는 아주 더디게 진행되는 것처럼 보인다. 그러나 눈치채지 못했다고 해서 노화가 일어나지 않는 것은 아니다. 그저 모를 뿐이다. 디스크의 노화는 가랑비에 옷 젖는 줄 모르듯이 서서히 진행된다.

중요한 것은 노화의 속도를 최대한 늦추는 방법을 찾아서 실천하는 것이다. 본인의 태도와 노력에 의해 노화의 속도는 느려지기도 하고 빨라지기도 한다. 운동과 식이, 바른 자세와 생활 습관, 비만 정도, 음주와 흡연 여부는 노화의 속도를 조절하는 중요한 요인이다.

정상적인 디스크는 일상생활에서 압박을 받으면 압력에 의해 줄어들었다가 압력이 사라지면 다시 원상태로 돌아간다. 서거나 앉는 상태로 생활할 때는 척추에 압력이 가해져 수분이 빠져나가지만, 밤에 자는 동안에는 압력이 사라져 수분이 다시 들어온다. 그런데 디스크가 오랜 기간 높은 압력을 받으면 영양과 산소가 원활하게 출입하지 못하는 상태가 된다. 빠른 시간 내에 수분을 회복하지 못하고 정체되면 원상태로 돌아갈 수 없는 상태 즉, 변성이 일어난다. 디스크에 오랜 시간 동안 높은 압력을 가하는 것은 디스크 변성을 유발하는 원인이 된다.

일상생활에서 디스크의 압력을 높이는 가장 일반적인 자세는 '앉는 것'이다. 흔히 서 있으면 허리가 아프고 앉아 있으면 편하기 때문에 서 있는 자세보다는 앉아 있는 자세가 허리에 좋다고 생각하는데 전혀 그렇지 않다. 서 있

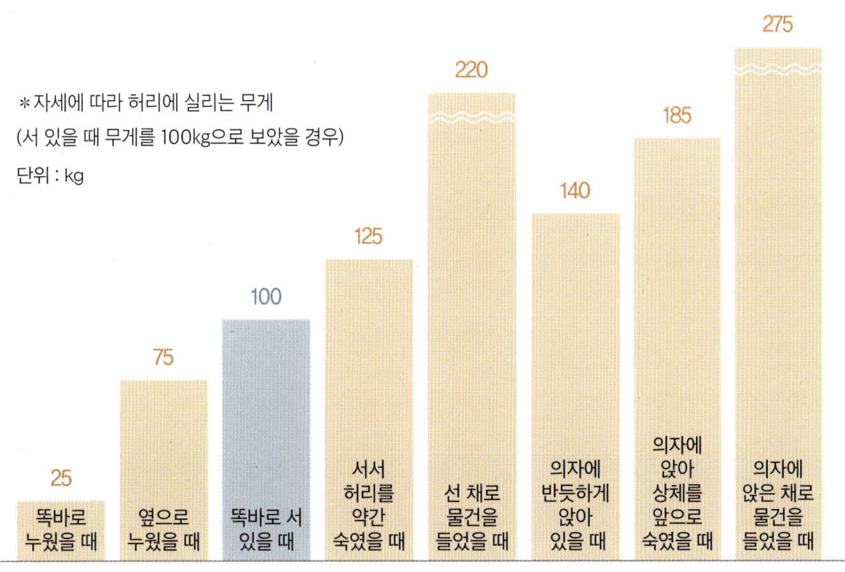

자세별 인체가 받는 하중

을 때 허리에 실리는 무게를 100kg으로 산정했을 때, 앉은 자세에서는 140kg의 하중이 가해진다. 거기다 앉은 자세가 잘못되면 하중은 더 높아진다. 의자에 앉아 상체를 앞으로 숙이면 허리가 버텨야 하는 무게는 185kg까지 높아진다. 엉덩이를 쭉 빼고 앉는 자세도 허리의 곡선이 망가져 디스크가 받는 압력을 높인다. 디스크의 퇴행이 빨라질 수밖에 없다.

● 허리에 안 좋은 생활 습관 Top3

허리에 안 좋은 생활 습관을 꼽으라면 흡연과 비만, 운동을 하지 않는 것이다. 우선 흡연은 혈관을 수축시킨다. 혈관이 수축되면 영양과 산소 공급에 문제가 생긴다. 몸 전체에 해롭지만 특히 디스크에 더 해롭다. 그 이유는 앞서 강조한 대로 디스크가 무혈관조직이기 때문에 더 치명적인 피해를 입는다.

디스크에 영양과 산소를 공급하는 연골판에는 혈관이 있는데, 굵은 혈관이 아닌 아주 얇은 혈관이다. 척추 혈관이라고 부르는 이 혈관은 척추뼈를 통과해 연골판으로 이동한다. 가뜩이나 좁은 혈관은 흡연을 하면서 더 좁아진다. 디스크로서는 엄청난 위험 상황이 아닐 수 없다.

X-ray 상에서 건강한 디스크는 하얗게 보이지만 탄성을 잃어버리고 퇴화가 진행된 디스크는 검게 보인다. 흡연은 이 블랙 디스크를 만드는 주원인이다. 퇴행이 일어나지 않은 하얀 디스크는 오래된 연인과 같이 결속력이 강해서 충

격이 와도 좀처럼 찢어지거나 터지지 않는다. 하지만 블랙 디스크는 처음 만난 연인과 같아서 작은 충격에도 쉽게 찢어지고 잘 돌출된다. 담배가 일으키는 백 가지 해악 중에 척추 질환도 포함된다는 것을 기억하자.

다음으로 척추에 안 좋은 것은 비만이다. 살이 찐다고 뼈가 굵어지고 관절이 커지지는 않지만 뼈와 관절이 힘들어지는 것은 당연하다. 척추로서는 더 많은 살을 붙잡고 있어야 하니 말이다. 특히 과부하를 견디는 디스크는 연골판을 손상시킨다. 연골판이 손상되면 영양분과 산소의 공급이 원활하게 되지 않는다. 압력이 높아질수록 그만큼 많은 영양분과 산소가 필요하지만 들어오는 영양분과 산소는 더 적어진다. 디스크의 퇴행에 가속도가 붙게 된다. 이런 점 때문에 상체 비만은 하체 비만보다 더 안 좋다. 배가 나온 것은 더욱 안 좋다. 배가 나오면 복압이 올라가고 디스크 내 압력도 올라간다. 퇴행성디스크가 나타나기 좋은 조건이 된다.

마지막으로 허리에 안 좋은 생활 습관은 '운동을 하지 않는 것'이다. 인체의 근육은 나이가 들면서 점점 사라져간다. 근육이 적어지면 적어질수록 척추를 지지하는 힘은 줄어들고 염좌가 자주 나타난다. 이 때문에 나이가 들면 으레 허리가 아픈 것으로 생각되는 것이다. 아픈 상태는 근육을 긴장시키고 긴장된 근육은 뻣뻣해지면서 척추와 인근 근육의 혈액순환을 방해한다. 또한 디스크의 압력도 높인다. 제때 치료해주지 않으면 다른 척추 질환으로 진행될 수도 있다. 나이가 들면서 허리 근육을 유지할 수 있는 길은 운동뿐이다.

요즘은 비전문가 중에도 각종 의학 정보를 꿰고 있는 이들이 많다. 각종 매체와 인터넷을 통해 다양한 정보를 접할 수 있어서다. 이런 의학 정보를 바탕으로 환자 스스로 자신의 병을 진단하고 병원을 찾는 경우가 늘고 있다. 특히 척추 질환의 경우 통증 부위와 정도, 저림과 마비와 같은 증상의 유무, 팔이나 다리의 운동 범위 등을 근거로 '자가 진단'을 넘어서 '자가 처방'을 내리는 분들이 많다. 문제는 맞는 경우보다 틀린 경우가 많다는 것이다. 보다 정확한 진단을 위해서는 정밀한 검사와 전문적 지식이 필요하다. 의료진의 오랜 경험까지 더해져야 정확한 진단을 넘어 바른 치료가 가능하다. '전문가와의 상담'은 선택 사항이 아니라 필수 사항이다.

척추 질환자들이 받게 되는 검사는 병의 경중에 따라 따르다. 일단 X-ray는 통증이 경미한 경우에 시행한다. CT(컴퓨터 단층 촬영), MRI는 통증이 심하거나 오래된 경우, 병변에 의해 병이 진행될 가능성이 높은 경우에 진행된다. 관절 초음파검사는 어깨 관절이 안 좋은 경우 진단을 위해 자주 사용된다. 일반적으로 디스크가 의심될 경우는 CT와 MRI로 진단하게 된다.

① 뼈의 모양을 자세히 살피는 검사, X-ray

X-ray는 척추뼈의 모양과 골절 여부를 확인하는 검사이다. 척추뼈가 휜 것을 보고 척추측만증, 일자목, 거북목, 일자 허리 등을 진단할 수 있다. 척추뼈에

가시뼈가 덧자란 것과 척추뼈가 앞뒤로 빠진 척추 전위, 척추뼈에 금이 간 척추 분리 상태도 확인할 수 있다. 디스크의 경우 확진은 어렵고 척추뼈 사이가 좁아진 것을 근거로 디스크의 퇴행 정도와 디스크 질환을 짐작할 수 있다.

② 인대가 딱딱해진 것을 확인하는 검사, CT

CT는 뼈와 같이 딱딱한 곳의 병변을 진단할 때 사용한다. 근육과 인대, 디스크처럼 원래는 말랑말랑한 조직이었으나 퇴화에 의해서 딱딱해지는 조직의 퇴화 진행 정도를 확인하기에 적합하다. 일반적인 CT는 X-ray나 MRI처럼 척추뼈를 세로로 잘라보지 못하고 가로로 잘라보는 영상을 보여준다. 디스크의 수핵이 탈출된 것은 확인할 수 있지만 MRI에 비해 세밀한 영상은 나오지 않으므로 한계가 있다. 참고로, CT는 방사선을 이용하기 때문에 응급 상황이 아니면 자주 찍지 않는 것이 건강에 이롭다.

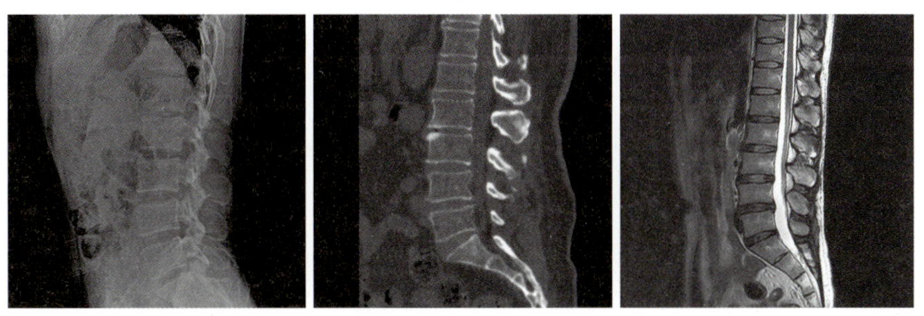

척추 질환 진단 시 받게 되는 검사(왼쪽부터 X-ray, CT, MRI)

③ 척추를 가장 세밀하게 볼 수 있는 검사, MRI

MRI의 장점은 척추뼈를 가로와 세로로 모두 잘라볼 수 있으며, 인체에 해가 없고 말랑말랑한 조직의 영상까지 정확하게 볼 수 있다는 장점이 있다. 디스크와 인대 등의 손상을 확인하는 필수 진단 방법이다.

④ 신경계 이상을 확인할 수 있는 적외선 전신 체열 검사, DITI

디스크가 신경을 누르면 신경 전도가 제대로 이루어지지 않아 신경이 뻗어나가는 곳의 체온이 떨어진다. DITI는 체온을 통해 통증 부위를 확인하는 검사로, 신경계의 이상으로 온도가 미세하게 내려간 곳을 확인할 수 있게 해준다. 평소 건강한 사람은 신체 내 체열이 좌우대칭을 이루는데, 통증이 있는 부위는 비대칭으로 낮은 체열을 보인다. 시각적으로 통증 부위를 확인할 수 있게 해주고, 치료 전과 후의 비교도 가능하다.

혹시 내게도 척추 질환이?
척추 질환을 알아보는 자가 진단 테스트!

7개 문항 중 하나라도 이상이 있으면 반드시 전문가를 찾아야 한다.

1. 누워서 양쪽 다리의 길이를 재보자. 한쪽 다리가 짧지는 않은가?
   ➡ 한쪽 다리가 짧다면 골반이 비뚤어졌거나 척추가 불안정한 상태일 수 있다.

2. 바른 자세로 누워 양쪽 엄지발가락에 힘을 준다. 꾸욱 눌렀을 때 양쪽 다 잘 버틸 수 있는가?
   ➡ 유독 한쪽 엄지발가락만 잘 눌린다면 척추 질환이 생겨 신경을 누르고 있을 수 있다.

3. 바른 자세로 서서 발뒤꿈치나 발가락으로만 걸어본다. 잘 걸어지는가?
   ➡ 걷기가 힘들고 허리에 통증이 있다면 디스크를 의심할 수 있다.

4. 허리와 다리에 묵직한 느낌이 있고, 앉거나 일어설 때 통증이 오는가?
   ➡ 디스크가 생기면 허리보다 다리 통증이 더 심하고 엉덩이 부위에도 통증이 온다.

5. 다리의 감각은 정상인가?
   ➡ 디스크가 생기면 다리 감각이 무뎌지고 당기는 느낌이 든다.

6. 누워 있을 때는 괜찮다가 일어나면 허리가 아픈가?
   ➡ 디스크가 생기면 허리를 움직이거나 굽힐 때 통증이 심해진다.

7. 평소에는 괜찮은데 걸을 때만 허리와 다리에 통증이 오는가?
   ➡ 척추관협착증이 있으면 조금만 걸어도 피로하고 통증이 나타난다.

02

• • •

다양한 척추 질환과 증상

● 디스크 질환의 70%를 차지하는 허리디스크

디스크 질환은 전체 국민 중 80%가 일생에 한 번은 경험한다고 한다. 이미 국민병 수준으로 일반화되었다고 할 수 있다. 또 환자 수도 빠르게 늘고 있다. 2014년 10월 건강보험심사평가원에서는 2009년 224만 명이었던 디스크 질환자가 2013년 271만 명으로, 5년간 20.9%가 증가했다고 발표했다. 매년 5%씩 늘어난 셈이다. 세부적으로는 허리디스크와 목디스크, 그리고 기타 질환으로 나눌 수 있는데, 허리디스크가 68.7%, 목디스크가 31.3%로 두 질환이 거의 대부분을 차지하고 있다.

디스크 질환은 모든 척추 질환의 시작이기도 하다. 갖가지 원인으로 퇴화가 시작된 디스크는 어떤 노력으로도 이전 상태로 되돌릴 수 없다. 디스크가 한 번 퇴화하면 척추의 안정성이 손상되어 뼈의 조합이 흐트러지고 인대와 근육은 과도하게 긴장한다. 신경을 압박해 통증을 일으킬 수 있는 가능성이 점차 커지므로 디스크가 퇴화할수록 척추 건강은 나빠지게 된다. 척추 건강을 위해 디스크를 가장 먼저 챙겨야 하는 이유이다.

디스크는 앉거나 서는 등의 자세 변화로 척추에 압력이 가해지면 옆으로 퍼졌다가, 눕거나 스트레칭을 해서 압력이 사라지면 다시 원상태로 돌아오는 특징이 있다. 디스크 안의 수핵과 바깥을 싸고 있는 섬유테가 압력을 잘 견딜 수 있을 정도로 건강하면 밤에 잠을 푹 자는 정도의 휴식으로도 별 탈 없이 지낼 수 있다. 그런데 과도한 압력을 받아 디스크가 약해지면 원상태로 돌아가는

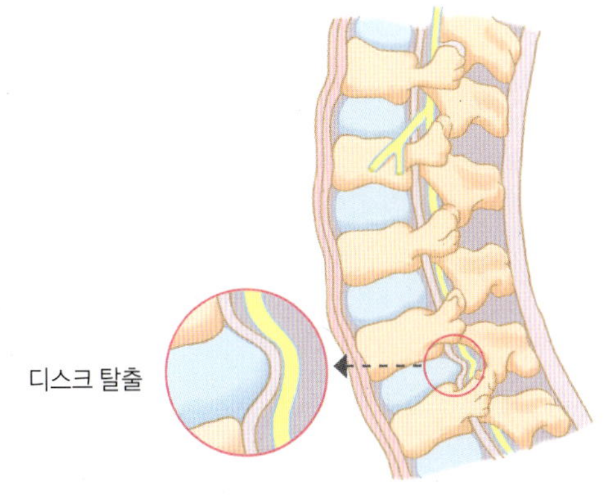

허리디스크

능력을 잃게 된다.

디스크 내부의 수핵은 압력을 받았을 때 물이 빠졌다가 압력이 줄어들었을 때 다시 물을 흡수한다. 약해진 수핵은 물을 원활히 흡수하지 못하고 말랑말랑한 탄성을 잃게 된다. 탄성을 잃고 점차 딱딱해지는 수핵은 작은 충격에도 깨지고 만다. 충격을 받은 수핵은 섬유테를 찢고 나오기도 하는데 이것이 디스크탈출증이다.

계속되는 압력으로 섬유테가 약해지면 수핵이 찢고 나오다 못해 섬유테를 완전히 뚫고 밖으로 떨어져나오는 경우가 있다. 이것이 디스크의 파열이다.

tip

허리디스크는 발병 부위에 따라 증상이 다르다!

허리디스크가 자주 발생하는 부위는 허리뼈 3번과 4번 사이, 4번과 5번 사이, 5번과 골반뼈 사이 디스크이다. 어떤 부위의 디스크가 튀어나와 신경을 누르냐에 따라 증상도 다르게 나타난다.

디스크 발병 부위	디스크 발병 시 증상
3번과 4번 사이	엉덩이에서부터 무릎 안쪽을 감싸면서 통증이 나타난다
4번과 5번 사이	가장 발병률이 높은 부위로 엉덩이에서 다리 바깥쪽으로 통증이 타고 내려가면서 엄지발가락까지 저리고 당긴다
5번과 골반뼈 사이	엉덩이에서 발꿈치까지 저리고 아프다

파열된 디스크는 탈출보다 심하게 신경을 압박한다. 뇌부터 척추뼈를 타고 내려가는 신경은 온몸과 연결되어 있어 마비 증상이 나타날 가능성이 있다. 물론 많은 디스크 환자가 이런 극단적인 상황을 경험하는 것은 아니지만, 마비가 한 번 나타나면 이를 회복하기란 쉽지 않기 때문에 급하게 수술을 하는 경우가 발생한다.

허리디스크는 발병 빈도가 무척 높은 질환으로, 나쁜 자세를 장시간 그리고 반복적으로 유지한 경우에 많이 생긴다. 무거운 물건을 수시로 들어 올리는 일, 한 자세로 장시간 앉아 있는 습관, 과체중으로 척추뼈에 부담을 주는 경우, 드물게는 선천적으로 척추뼈가 얇은 것도 디스크의 발병 원인이 된다.

허리에 묵직한 통증이 느껴지고 허리부터 하지까지 저리거나 당기는 느낌이 든다면 허리디스크를 의심해볼 수 있다. 염좌가 생기고 2주 정도 지났는데도 통증이 가시지 않는다면 허리디스크를 의심하고 병원을 찾아야 한다.

허리디스크 증상

1. 허리가 아프고 쑤시는 통증이 지속된다.
2. 까치발로 서서 걸었을 때 잘 걸을 수 없다.
3. 기침을 할 때 허리에 심한 통증이 나타난다.
4. 엉덩이나 다리에 통증, 저림, 마비 증상이 나타난다.
5. 누운 상태에서 양쪽 다리의 길이를 쟀을 때 다르다.
6. 누운 상태에서 다리를 들어 올렸을 때 다리가 저리거나 당긴다.

　38세 이한진 씨는 바쁜 회사 생활 중에도 한 달에 몇 번씩은 산을 오르는 등산 마니아였다. 그런데 어느 날부터인가 허리가 아파오기 시작했다. 산을 무리해서 빠르게 내려온 탓이라 생각하고 동네 의원을 찾았다. X-ray 검사에서 이상한 점은 발견되지 않아서 단순히 근육이 뭉쳤거나 인대가 늘어난 것이라고 생각했다. 그런데 며칠간 물리치료를 받아도 통증은 쉽게 가라앉지 않았다.

　한진 씨가 우리 병원을 찾았을 때는 통증이 시작되고 벌써 4주나 지난 시점이었다. 솔직한 성격의 한진 씨는 "약을 먹는데 낫지 않으니 짜증이 나서" 우리 병원에 왔다고 말했다. 병원을 바꿔보면 좀 나을까 하는 생각에서였다. 건강을 과신하고 있었기 때문에 단순한 근육통이나 염좌라고 굳게 믿고 있었다. 그에게는 "정확한 진단을 위해 검사를 더 해보자"는 말보다 "근육통 때문에 한 달씩 아픈 경우는 거의 없다"는 말이 더 설득력 있었다.

　물리적 · 정신적 스트레스로 인해 근육이 뭉치는 근육통이나 인대가 늘어나는 허리뼈 염좌의 통증은 길어도 2~3주 안에 좋아진다. 약을 먹거나 물리치료를 받으면 회복은 더 빨라진다. 만일 이 기간만큼 치료를 했는데도 통증이 사라지지 않는다면 다른 질환이 있는 것으로 생각하고 정밀 검사를 해봐야 한다.

　여전히 의심의 눈길을 거두지 않는 한진 씨에게 "혹시 다른 증상은 없었느냐?"고 물어보았다. 아침에 일어났을 때 허리 통증은 심하지 않았는지, 엉덩이와 다리가 아프고 저린 증상은 없었는지, 앉았다 일어날 때 허리는 잘 펴졌는지, 혹시 기침이나 재채기를 할 때 허리가 울리는 경우는 없었는지를 확인했다. 꼬치꼬치 묻는 의사 앞에서 한진 씨는 그제야 "맞다! 그랬어요!"를 연발했다.

결정적으로 한진 씨가 아프다고 하는 허리 부위를 손으로 살짝 눌러보았다. 한진 씨는 "더 아프지는 않은데요"라고 답했다. 오히려 시원한 느낌이 든다고 했다. 만일 근육통이었다면 환자는 아마 자지러지듯 소리를 질렀을 것이다. 아픈 부위를 누르는데도 통증을 느끼지 못한다, 그런데 계속 아프다. 이것은 통증의 원인이 근육이나 인대의 문제는 아니라는 것을 의미한다. 허리디스크를 진단받은 한진 씨에게 염증과 부종을 가라앉히는 치료로 통증을 줄인 후 추가로 경막외유착박리술을 실시하자 통증의 많은 부분을 해소할 수 있었다.

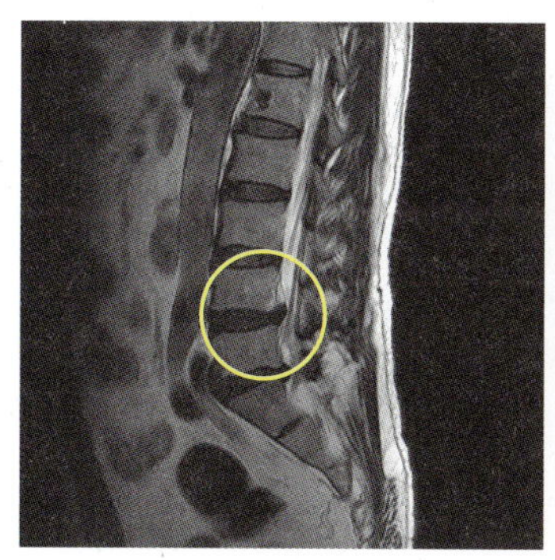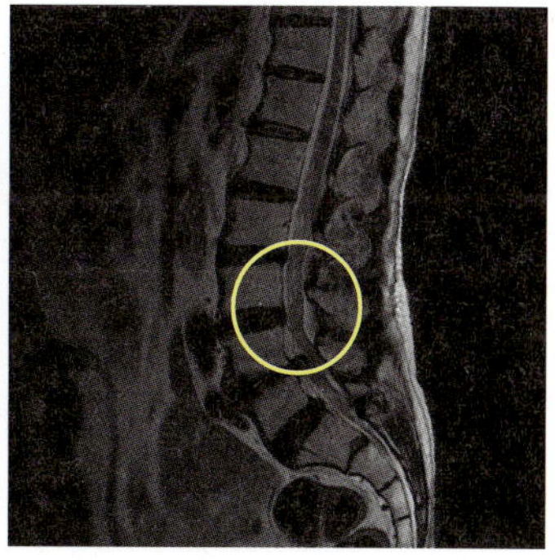

허리디스크 환자의 디스크가 탈출된 모습(왼쪽)
정상적인 디스크의 모습(오른쪽)

① 기본 치료

디스크 치료는 무엇보다 '비수술 치료'가 먼저 고려되어야 한다. 몸의 중심을 받드는 뼈 조직이라는 중요성과 수술 치료가 갖는 여러 가지 위험 요소가 그 이유이다. 약물치료, 물리치료, 운동치료 같은 기본적인 치료를 충분히 시도했음에도 통증이 개선되지 않거나 마비가 지속될 수 있는 극단적인 상황에 놓인 경우가 아니라면 말이다.

② 비수술적 치료

카테터로 염증 물질을 씻어내고 약물을 투여하는 경막외유착박리술을 실시할 수 있다. 약물은 부은 신경에 직접적으로 작용해 신경을 효과적으로 가라앉힌다. 경우에 따라서는 파열되거나 탈출된 디스크를 제거하는 경막외내시경시술을 진행한다. 수핵의 크기를 줄여 튀어나온 부분이 들어가게 하거나 튀어나온 것들만 부분적으로 제거하는 방법이다.

③ 수술적 치료

비수술 치료에도 고통이 줄어들지 않거나 급성 마비로 영구 손상이 나타날 위험이 있을 때 현미경디스크제거술을 선택하게 된다. 부분마취를 한 뒤 2~3cm의 피부를 미세하게 절개해 현미경으로 보면서 근육과 혈관을 최대한 다치지 않게 하여 디스크를 제거한다. 내시경을 이용해 파열된 디스크를 제거하므로 위험 부담도 크지 않다. 디스크의 변성이 심하고 통증 조절이 되지 않는 경우는 인체의 디스크와 거의 유사한 운동성을 가지고 있는 인공디스크로 교체하는 인공디스크치환술을 하기도 한다. 이 역시 최소침습으로 현미경을 이용해 진행하기 때문에 자기 뼈와 근육은 대부분 살리면서 치료할 수 있다.

● 생명과 직결된 목디스크

최근 척추 전문의의 가장 큰 화두는 '목디스크 환자'의 증가이다. 스마트폰 사용 시간의 증가로 목디스크 발병률은 매년 증가하고 있다. 건강보험심사평가원의 2015년 4월 발표에 따르면 최근 5년간 목디스크 환자 수는 69만 명에서 89만 명으로 29.7%가 증가했다. 주목할 만한 점은 40, 50대와 20, 30대의 목디스크 양상이 확연히 다르다는 점이다. 40, 50대 환자는 노화에 의한 퇴행성 질환이 대부분인 반면 20, 30대 환자는 컴퓨터나 책상에서 오래도록 시간을 보내거나 스마트 기기의 사용 시간이 늘어난 때문으로 추정됐다.

흔히 지하철이나 버스 정류장에서 귀에 이어폰을 끼고 스마트폰을 뚫어져라 보고 있는 이들을 보게 된다. 대부분 목을 앞으로 쭉 빼고 있어 스마트폰 속으로 들어갈 것만 같다. 이런 자세는 일자목, 거북목을 만들 수 있는데, 말 그대로 목이 일자로 펴지거나 거북이처럼 쭉 빠져나온 상태로 변형되는 질환을 말한다.

목뼈의 C자 커브가 사라지면 목뼈가 받는 압력은 상당히 높아진다. 머리를 공으로, 어깨를 선반으로 상상해보자. 공이 선반 위에 안정적으로 놓여 있을 때는 공을 당기거나 고정하려는 힘을 줄 필요가 없다. 하지만 공이 선반에서 앞으로 굴러 떨어지려고 할 때는 인위적으로 공을 잡기 위해 힘을 주어야 한다. 마찬가지로 머리가 어깨 위에 바로 있으면 목뼈는 안정적인 C자를 이루며 부담을 덜 느낀다. 머리가 어깨 앞으로 쭉 빠지면 머리를 잡고 있어야 하는 목뼈는 펴지고, 머리와 어깨를 연결하는 목의 근육 강도가 세진다. 더불어 디스크의 발병 확률은 높아진다.

목디스크의 증상을 방치하면 중추신경 마비로 인한 호흡곤란, 전신마비 등을 일으키는 치명적 손상으로 진행될 수 있다. 치료 방법은 허리디스크와 크게 다르지 않지만 목뼈는 허리뼈에 비해 아주 작기 때문에 미세한 시술과 수술 기술이 필요하다. 허리뼈가 500원짜리 동전에 비유된다면 목뼈는 50원짜

tip

목디스크와 오십견 구별법

목디스크란 목의 디스크에 이상이 생긴 것이고, 오십견이란 '유착성관절낭염'으로 어깨를 싸고 있는 관절낭에 염증이 생긴 것이다. 모두 어깨가 아픈 증상이 나타나 헷갈리기 쉬운데, 특정 자세를 취해보면 쉽게 구별할 수 있다.
팔을 위로 들었을 때 통증이 줄어들면 목디스크일 가능성이 크다. 신경은 목에서 어깨를 거쳐 팔로 내려가는데 팔을 위로 올리면 당기는 힘이 줄어들어 통증도 줄어드는 것이다.
반면, 팔을 위로 들었을 때 통증이 심해지면 오십견일 가능성이 크다.

리 동전에 비유된다. 그만큼 척수가 지나가는 척추관의 공간도 좁다. 좁은 공간에 온몸을 관장하는 신경이 들어 있는 만큼 정밀하고 세밀한 치료가 필요하다. 또한 목에 분포한 신경을 잘못 건드리면 최악의 경우 사지마비가 올 수도 있다. 목디스크 치료는 믿을 수 있는 숙련된 의료진에게 맡겨야 한다고 강조하는 이유가 바로 이것이다.

목디스크 증상

1. 목, 어깨, 가슴, 팔, 손 등이 아프다.
2. 목보다는 어깨와 팔이 아프고 저리다.
3. 통증이 없어도 어깨를 들어 올리기 힘들다.
4. 손의 감각이 무뎌지거나 예민해져 젓가락질과 단추 잠그기가 힘들다.
5. 심하면 대소변 장애가 오거나 걸을 때마다 다리가 휘청거리기도 한다.

환자 사례

다른 병원에서 어깨와 등 쪽 치료를 받다가 우리 병원에서 목디스크 진단을 받은 한 환자는 자신의 증상을 이렇게 설명했다. "아린 게 아니라 짓눌리는 느낌인데요. 신경이 쭈뼛쭈뼛 서면서 어깨랑 등이 너무 아팠어요. 어떨 때는 편안하다가 운전을 할 때처럼 한 자세로 오래 있으면 목이 표현할 수 없을 정도로 아파오는 거예요. 누가 알아주지도 않고 너무 힘들었지요." 이 환자처럼 목디스크 환자 중에는 목뿐만 아니라 어깨와 등까지 아픈 경우가 많다. 목디스크로 인해 목과 어깨의 근육이 경직되어 두통을 앓는 환자도 있다. 디스크가 돌출되어 신경을 심하게 누를 때는 손가락이 저리거나 감각이 떨어지는 느낌을 받기도 하는데, 이럴 때는 지체하지 말고 병원을 찾아야 한다.

1 기본 치료

초기에는 물리치료와 주사치료와 같은 보존적 치료를 하면서 증세의 호전을 기다린다. 목디스크 환자의 90% 정도는 약물치료, 신경치료와 같은 보존적인 치료로 6개월 내 증상이 호전된다.

---

tip

• • •

수술을 고려해야 하는 디스크 증상들

목디스크와 허리디스크는 90% 이상 비수술 치료로 회복이 가능하다. 하지만 다음과 같은 경우는 수술을 통한 치료를 고려해야 한다.

1. 팔의 힘이 떨어질 때
2. 똑바로 걷기 힘들 때
3. 다리에 힘이 빠질 때
4. 팔과 다리에 감각 이상(마비)이 나타날 때
5. 대소변 장애가 있을 때

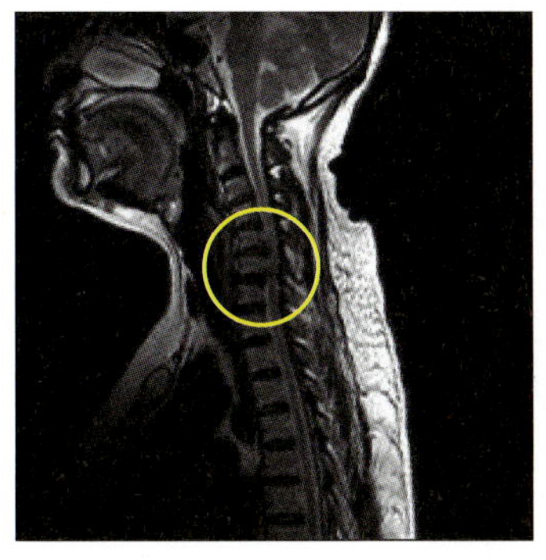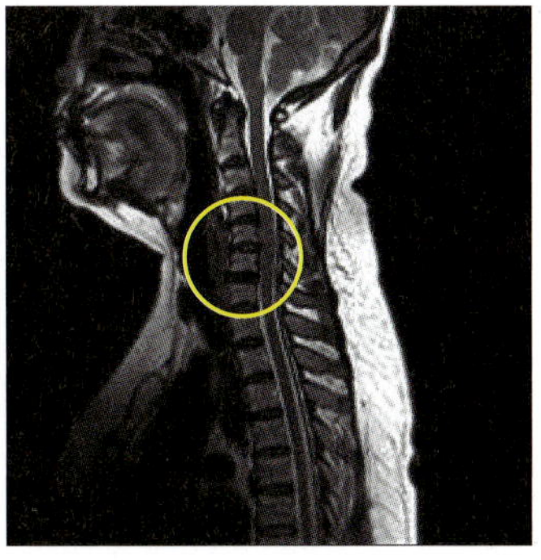

목디스크 환자의 치료 전 디스크가 탈출된 모습(왼쪽)
목디스크 환자의 치료 후 디스크 탈출 병변이 줄어든 모습(오른쪽)

② 비수술적 치료

목디스크에 주로 쓰이는 비수술 치료는 경막외유착박리술과 고주파수핵감압술이다. 경막외유착박리술은 디스크가 튀어나와 신경을 누를 때 나타나는 부종과 염증을 줄이기 위해 약물을 주입하는 시술로, 부분마취 후 카테터를 삽입해 해당 부위에 직접 약물을 투여한다. 통증은 사라지고 튀어나온 디스크는 시간이 지나면서 서서히 줄어드는데, 시술은 30분 안팎이 소요된다.

고주파수핵감압술은 경막외유착박리술보다 적극적인 시술로, 부분마취 후 목 앞쪽으로 진입해 튀어나온 디스크 수핵을 고주파로 직접 줄인다. 주변 신경이나 조직에 손상이 가지 않도록 주의가 필요하지만, 한 번의 시술로 효과가 뚜렷하고 피부를 절개하지 않아 회복도 빠르다. 마취만 풀리면 큰 지장 없이 바로 일상생활이 가능하다.

디스크가 탈출해 신경을 압박하면서 마비 증상과 운동 제한이 나타난 경우는 손상된 디스크를 제거하고 디스크 위아래의 뼈를 나사로 연결하는 유합술이나, 퇴행이 심한 디스크를 인공디스크로 대체하는 인공디스크치환술을 고려해야 한다. 최근에는 비교적 안정적인 최소절개 방식인 최소침습수술이 개발되어 수술 자체에 대한 부담이 많이 덜어졌다. 최소침습수술은 출혈이나 부작용의 위험이 적고 수술 시간이 짧다. 회복이 빨라 일상으로의 복귀도 수월하다.

● 걸으면 통증이 심해지는 척추관협착증

우리 몸에서 척추가 중요한 이유는 모두가 알고 있듯 인체를 바로 세우는 기둥 역할을 하기 때문이다. 그리고 또 한 가지, 척추를 통해 중요한 신경들이 온몸으로 뻗어 나가기 때문이다. 척추에 있는 척수 신경은 척추를 타고 뇌부터 허리뼈까지 내려간다. 척추관이라고 하는 파이프와 같이 긴 관을 통해 온몸으로 뻗어 나간다. 그런데 이 척추관에 문제가 생기면 큰 고통과 함께 불편이 찾아온다. 바로 척추관협착증이다.

척추관협착증은 한마디로 설명하면 '척추관이 좁아지는 병'이다. 좁아진 관은 신경을 압박해서 디스크와 비슷한 통증과 함께 다리가 저리거나 당기는 증상이 나타난다. 그런데 디스크와는 차이가 있다. 디스크가 30, 40대부터 발생하는 병이라면 척추관협착증은 그보다 나이가 있는 50, 60대에 많이 발생한다. 척추관협착증의 주요 발생 원인이 노화인 탓이다.

젊은 시절의 인대와 힘줄은 탄력과 신축성이 뛰어나 척추뼈를 잡아주는 동시에 신경의 튼튼한 보호막 역할을 한다. 그런데 노화가 진행되면 인대와 힘줄도 늙는다. 20대의 피부와 60대의 피부가 같지 않듯이 60대의 인대와 힘줄도 20대 때와는 다르다. 딱딱하게 굳고 두꺼워지면서 탄력과 신축성을 잃는다. 신경을 앞뒤로 싸고 있기 때문에 신경이 지나가는 척추관을 자연히 좁아지게 하고 신경을 누르게 된다. 배 쪽으로 있는 후종인대보다는 등 쪽으로 있는 황색인대가 쉽게 비대해지는데, 디스크의 노화와 근육의 손실로 인해 불안정해진 척추를 지지하기 위해 황색인대가 비중을 키워나가기 때문이다.

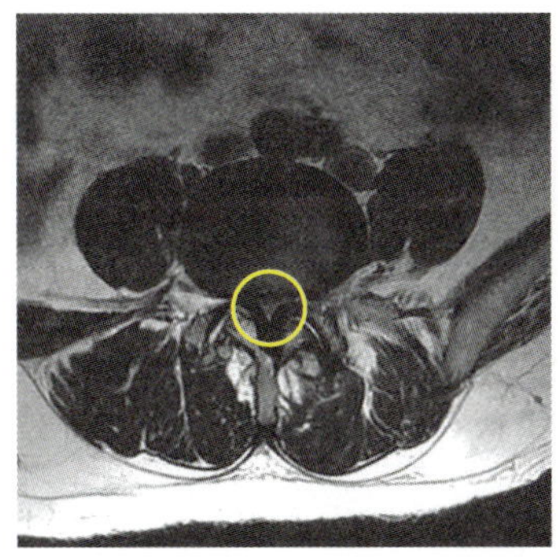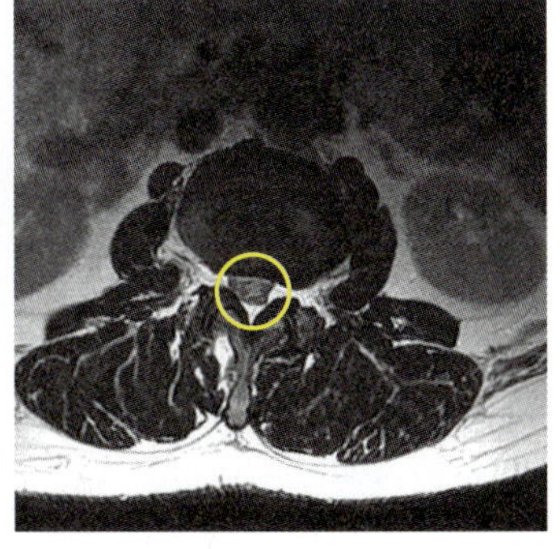

노화로 인대가 비대해진 상태(왼쪽)
정상적인 상태의 인대(오른쪽)

노화된 뼈도 척추관협착증을 유발하는 주요한 원인이다. 젊은 시기의 뼈는 사각형으로 각을 이루다가 노화가 진행되면 뼈의 위아래가 눌려 퍼진다. 각이 도드라져야 할 곳에 '가시뼈'라고 불리는 골극이 자라난다. 연골이 탄력을 잃

허리디스크와 척추관협착증 구별법

디스크가 쪼그라들어 탈출된 허리디스크와 신경이 지나가는 통로가 좁아지는 척추관협착증은 헷갈리기 쉬운 척추 질환이다. 두 질환 모두 허리 통증과 다리로 번지는 방사통이 있지만 증세에 약간의 차이가 있다. 허리디스크는 갑자기 통증이 찾아오고 척추관협착증은 통증이 서서히 시작되는 경우가 대부분이다. 척추관협착증의 경우 '어제까지 멀쩡했는데 오늘 죽을 것처럼 아픈 경우'는 드물다. 또 허리보다 다리가 더 아프고, 엉덩이가 뻐근하게 아프다. 통증 때문에 잠을 자지 못하기도 하고 한여름에 발이 시리기도 한다. 척추관협착증은 디스크와 달리 자연 경과로 좋아지는 경우가 드물기 때문에 되도록 빨리 병원을 찾아야 한다.

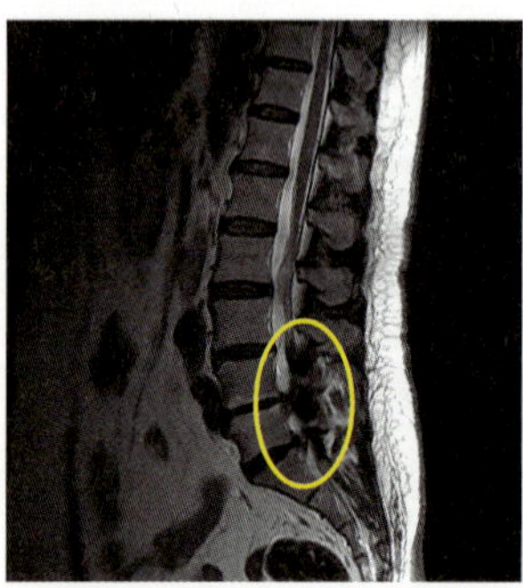

척추관협착증 환자의 좁아진 척추관

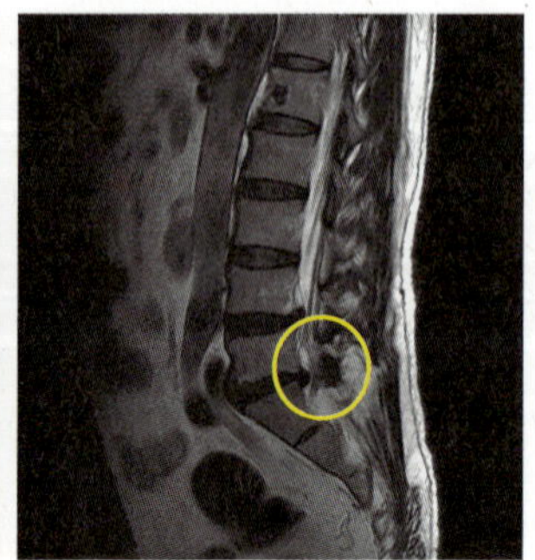

허리디스크 환자의 돌출된 디스크

고 굳어지면서 충격 완화를 하지 못해 골극이 자라난 것이다. 골극은 척추관을 지나가는 신경을 자극해 통증을 악화시킨다.

척추관협착증은 선천적인 요인도 크다. 일반적인 척추뼈의 경우 신경관은 원을 반으로 잘라놓은 타원형 모양을 한다. 그런데 신경관이 선천적으로 삼각형을 이루는 경우도 있다. '삼엽형 신경관'이라고 하는데, 원형보다는 공간이 좁아 척추관협착증이 잘 발생하게 된다. 비교적 30, 40대 이른 나이에 척추관협착증을 앓는 환자 중에는 삼엽형 신경관을 가진 이들이 많다.

척추관협착증 증상

1. 엉치, 허벅지, 종아리, 발끝 등이 저리거나 아프고 당긴다.
2. 특히 밤에 종아리 통증이 심하다.
3. 허리를 펴면 아프고, 앞으로 굽히면 통증이 줄어든다.
4. 오래 걸으면 다리가 아프거나 힘이 빠지지만 쪼그려 앉아 쉬면 편해진다.

환자 사례

"아니야, 일주일 전까지 멀쩡했다고. 그런데 글쎄 갑자기 못 걷겠더라니까!" 어르신 중에 가끔 이렇게 "통증이 갑자기 찾아왔다"고 호소하는 분들이 있다. 따님과 함께 내원한 75세 김인석 씨도 그런 분이었다. CT로 척추관협착증이 확인되어 질환에 대한 설명을 드리는 중이었다. 김인석 씨는 그 전까지 아무런 증상이 없었다며 역정을 내셨다.

"아버님, 그럼 따님이랑 서울 오시기 전에, 아프시기 전에는 뭐하셨어요?"라고 묻자 "그때? 밭일 갔다가 경운기 운전하고 집에 왔지. 경운기가 낡아서 어찌나 말썽인지 길바닥에 서서 한참을 고생했네." 김인석 씨의 경우 별다른 통증 없이 척추관협착증이 진행되어 오다가 가벼운 사건 하나로 갑자기 심해진 것으로 생각됐다. 척추관협착증 환자 중에는 척추관이 좁아져 신경을 누르는 중에도 '신경의 리모델링'이 잘 이루어져 통증을 느끼지 못하고 지내는 분들도 더러 있다.

하지만 일반적인 척추관협착증 환자의 경우 초기부터 다리가 조금씩 당기고 저린 느낌을 받는다. 척추관이 서서히 조여 오면서 신경을 누르기 시작한 것이다. 시간이 지나면서 점차 무겁게 느껴지지만 대수롭지 않게 넘기는 경우가 많다. 좁아진 척추관 때문에 신경은 붓고 염증이 생기고, 신경관의 특징상 부기가 생겨도 빠져나갈 공간이 없어 염증은 더 빨리 넓은 범위로 퍼진다. 다리가 당기다 못해 터질 듯하고 종아리가 쑤신다. 열이 올라 도저히 걸을 수 없는 지경이 되어서야 병원을 찾는 분들이 많다.

김인석 씨는 길에 서서 경운기를 고치는 사건 이후에 척추관협착증으로 인한 통증이 시작됐고 다리가 아파서 잘 걷지 못하는 지경에 이르렀다. 한 번에 걸을 수 있는 거리가 점점 짧아지자 결국 서울에 있는 딸에게 전화를 했고, 무거운 마음으로 병원을 찾아왔던 것이다. 척추관이 오랜 기간에 걸쳐 좁아지면서 직접적으로 통증을 유발하는 곳 외에도 몇 곳에서 심각한 협착이 진행되고 있었기에 협착증현미경확장술을 실시했다. 수술 3일 만에 할아버지는 "역시 의술이 좋긴 좋구먼" 하며 딸의 손을 잡고 병원 문을 나섰다.

반면, 류진성 씨는 증상만으로 척추관협착증을 의심할 수 있는 환자였다. 앉아 있거나 누워 있을 때는 별다른 증상이 없는데 걷거나 오래 서 있으면 유독 통증이 심해진다며 병원을 찾았다. 이 때문에 함께 사는 장모에게 핀잔을 듣기 일쑤였다. 맞벌이를 하는 아내를 대신해 설거지를 하자면 어김없이 다리가 아파왔고, "자네 인상 쓰는 거 무서워서 어디 설거지나 시키겠나?"라고 자신의 병을 꾀병으로 여기는 장모의 말에 상처를 받기도 했다.

류진성 씨의 MRI에서는 한 개 마디에서 비교적 가벼운 정도의 협착을 확인할 수 있었다. 심하다고는 할 수 없지만, 꾀병이라는 오인을 받으며 말 못할 고통을 견뎠던 것이다. 곧장 척추협착풍선확장술을 실시했고 풍선 삽입으로

tip
목과 허리의 척추관협착증 증상

목	목뒤가 뻣뻣해진다 양쪽 손놀림이 부자연스럽고 두통이 생기기도 한다 고개를 숙이거나 젖힐 때 등 쪽으로 전기가 오는 느낌이 든다
허리	주로 엉덩이나 허벅지, 종아리에서 발까지 저린다 허리를 굽히거나 쪼그리고 앉으면 통증이 사라진다

인해 넓어진 척추관의 공간 덕분에 부기가 가라앉았다. 신경이 움직일 공간이 생기자 통증은 자연스럽게 사라졌다.

그렇다면 척추관협착증은 왜 서 있거나 걸을 때 유독 통증이 심해지는 것일까? 또한 왜 앉거나 누우면 통증이 거짓말처럼 사라지는 것일까? 첫 번째 이유는 앉거나 누울 때보다 서 있거나 걸을 때 신경관의 공간이 좁아지기 때문이다. 누우면 척추가 이완되어 공간이 생기고, 앉아서 허리를 앞으로 숙이면 신경관 뒤쪽으로 공간이 생긴다. 하지만 서 있을 경우 신경관이 일직선으로 바로 서면서 공간이 줄어들게 된다. 공간이 좁아진 상태에서 움직이므로 신경 자극이 많아지면서 통증이 더 크게 다가온다. 두 번째 이유는 신경관 내 정맥의 피가 고여 신경을 압박하기 때문이다. 시골에 가면 할머니들이 걷다가 쪼그려 앉아 쉬는 것을 자주 보게 되는데, 이는 척추관협착증 환자의 주요 생활 습관이다. 정맥의 압박을 받으면 쪼그려 앉았을 때 신경관이 넓어져 고인 정맥의 피가 빠져나가게 된다. 이때 통증이 줄어들면서 시원한 느낌을 받는 것이다.

① 기본 치료

목과 허리의 척추관협착증 치료 방법은 대동소이하다. 특정 부위의 신경관만 좁아진 경우, 신경이 많이 눌리지 않은 경우에는 통증 조절을 위한 치료만으로도 일상생활로 복귀할 수 있다.

② 비수술적 치료

고주파수핵감압술이 대표적인 치료법이다. 신경이 많이 눌리고 통증이 심한 경우는 카테터를 척추관에 넣어 풍선을 부풀려 좁아진 부위를 넓혀주는 척추협착풍선확장술을 실시할 수 있다. 이 시술로 만들어진 공간은 보통 2~3개월간 유지되는데, 그 사이 신경은 안정화된다.

③ 수술적 치료

보존적 치료로 통증이 줄어들지 않을 때는 협착증현미경확장술을 실시해야 한다. 신경이 척추관 안에서 자극 없이 머물 수 있도록 공간을 확보해주는 수술이다. 현미경을 통해서 병변을 10~15배로 확대해 비정상적으로 자라난 척추 관절이나 황색인대의 일부를 제거하면서 척추관을 확장할 수 있다. 척추마취를 한 뒤 2~3cm의 작은 피부 절개로 수술을 진행하므로 고령의 환자도 크게 두려움 없이 진행할 수 있다.

● 척추뼈가 어긋나 밀린 척추전방전위증

척추전방전위증은 S자 모양을 이루어야 할 척추뼈 중 일부가 앞으로 휘어지는 질환이다. 노화로 인해 디스크가 약해지면서 후관절이 척추뼈를 잡아주지 못하면 척추뼈가 앞으로 밀리게 된다. 척추뼈가 앞으로 밀리면 신경이 밀리고, 인대도 함께 밀리면서 신경을 누르기 시작한다. 일반적으로 3~4가지 종류가 있는데 척추뼈의 협부에서 생기는 '협부형', 선천적으로 이상이 있는 '선천형', 디스크가 망가지거나 후관절이 느슨해지는 '퇴행형'이 있다.

한 번 휘어진 척추는 점점 더 꺾이게 되는데, 신경을 누르면서 통증을 유발할 수밖에 없다. 척추전방전위증이 나타나면 신경이 지나가는 길이 밀려나가면서 디스크가 망가져 허리 통증이 생기고, 신경을 자극하는 협착증 증세도 나타나며 척추가 흔들리는 불안정증도 생긴다. 척추뼈 중에서는 특히 하중을 많이 받는 허리뼈에서 주로 나타난다.

척추전방전위증을 일으키는 하나의 원인 질환은 '허리뼈분리증'이다. 허리뼈의 뒤쪽에 있는 위 관절돌기와 아래 관절돌기 사이인 협부에 금이 가서 허리뼈의 앞뒤가 따로 노는 척추 질환이다. 또 하나의 원인 질환은 '퇴행성척추

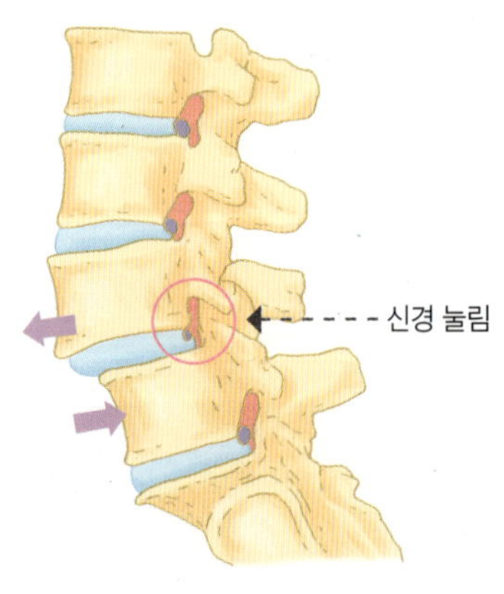

척추전방전위증

후관절염'이다. 뒤쪽 관절에 염증이 생기면 관절이 헐거워지면서 척추체가 튼튼히 고정되지 못하고 후관절이 벌어지게 된다. 그로 인해 척추체는 앞으로 빠지고 신경이 눌리면서 통증이나 저림 증상까지 찾아올 수 있다.

척추전방전위증 증상

1. 앉아 있다가 일어서거나 허리를 뒤로 젖힐 때 허리 통증과 다리 저림이 발생한다.
2. 오래 서 있거나 많이 걷고 나면 허리, 엉치, 무릎 밑까지 아프다.
3. 허벅지 뒤쪽 근육이 많이 당겨 앞으로 구부리지 못하고 다리를 들어 올리지 못한다.

환자 사례

무역 회사에 다니는 42세 회사원 김용택 씨는 앉았다 일어나거나 몸을 뒤로 젖힐 때 허리와 다리에 통증을 호소하며 병원을 찾았다. 인터넷을 통해 증상을 검색해본 그는 일반적인 디스크나 초기 척추관협착증이 아닐까 걱정된다고 했다. 그런데 정밀 검사를 해보니 허리뼈 4번이 심하게 앞으로 빠져 있는 척추전방전위증이었다.

낯선 병명을 듣자 "처음 들어보는 병"이라며 당황스런 표정을 지었다. 환자의 걱정에 가장 좋은 약은 질환과 치료법에 대한 바른 정보이다. 그에게 검사 결과를 보여주며 충분한 시간을 들여 설명했다.

"척추뼈가 저렇게 앞으로 밀려 있는데 제가 어떻게 서 있을 수 있죠?" 검사 결과를 자세히 살펴본 그는 의아해하며 물었다. 허리뼈가 앞으로 밀려나와 있는 모양이 매우 심각하게 생각됐던 모양이다. "척추는 척추뼈로만 이루어진 것이 아니기 때문에 가능합니다."

사실이 그러하다. 우리 몸의 척추는 근육과 인대 등 주변 조직에 의해 잘 고정되어 있으므로 당장 미끄러져 내릴 것 같은 상태의 분리에도 쉽게 무너지지

허리뼈분리증이란?

허리뼈분리증은 100명 중 10~15명 정도가 가지고 있을 정도로 흔한 질환이다. 허리뼈분리증으로 금이 간 허리뼈는 저절로 붙지 않고 점점 틈이 벌어지면서 굳은살로 그 틈이 메워진다. 그러는 사이 주변 조직은 자극을 받아 통증이 생길 가능성이 높다. 십 대라도 허리통증이 계속된다면 병원에 찾아가 검사를 받아보는 것이 좋다

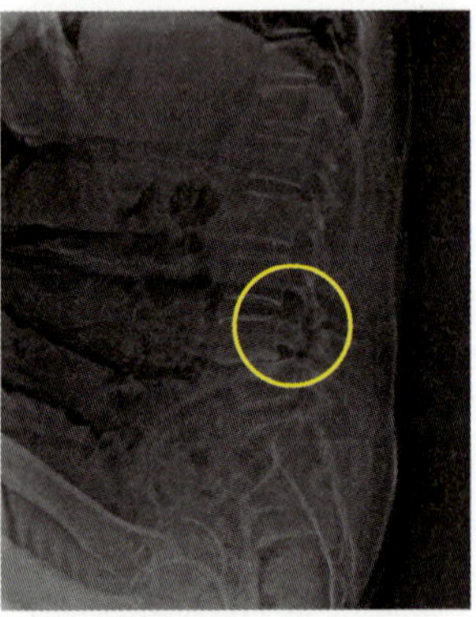

허리뼈분리증 환자의 X-ray

않는다.

척추뼈가 비정상적인 구조로 압력을 받게 되면, 정상적인 구조일 때보다 근육과 인대가 더 많은 일을 해야 한다. 일을 많이 한다는 것은 그만큼 더 큰 손상을 받는다는 것이다. 손상이 많으면 당연히 질환의 발생 확률이 높아진다. 디스크와 주변 관절에도 무리가 가서 관절과 인대가 비대해지면 척추관이 좁아져 척추관협착증이 발생하게 된다. 다른 척추 질환을 예방하는 차원에서라도 적합한 치료와 관리가 필요하다.

설명을 듣던 김용택 씨는 "그렇지 않아도, 어렸을 때부터 허리가 좋지는 않았어요"라며 십 대 때부터 가끔씩 허리가 아프곤 했다고 털어놨다. 다만 통증은 오래 가지 않았고, 으레 무리를 하면 아프다고 생각해 며칠 쉬면서 고비를 넘겨왔다는 것이다. 어머니로부터 "너는 남들보다 허리가 약하니까 조심해라"는 잔소리만 숱하게 들었다고 한다. 어렸을 때부터 허리뼈분리증이 있었을 것이라고 추정할 수 있었다.

다행히 그는 마비가 찾아온 경우는 아니었기에 비수술 치료부터 차례로 진행해보기로 했다. 회사 특성상 외출하기 어렵고 쉴 수도 없다고 하여 약물치료와 야간 물리치료를 받아보기로 했다. 허리뼈 주변의 근육과 인대를 강화해주는 운동치료도 제안했다. 다행히 치료 초기부터 회복되는 것 같다며 편안한 모습을 보였다. 그리고 얼마간 병원에 오지 않았다.

그러던 중 그를 다시 만난 것은 한 달 정도 지나서였다. 부쩍 수척해진 얼굴로, 걸을 때 다리가 당기는 듯 아프고 허리보다 엉덩이가 더 아프다며 통증을 호소했다. 회사에 급한 일이 생겨서 병원을 오지 못한 사이에 상태는 매우 안 좋아졌다. 보다 적극적인 치료가 필요하다고 판단해 고주파수핵감압술과 인대강화프롤로테라피를 진행했다. "잘 치료해서 오래 쓰겠다는 마음으로 치료에 적극적으로 나서겠다"며 치료에 흔쾌히 동의했다. 네 번의 치료를 받고 나서는 통증이 사라지고 불안정성도 많이 좋아졌다. 일상에서 통증을 조절하며 생활할 수 있게 됐다.

① 기본 치료

소염진통제 같은 약물치료와 물리치료로 통증을 조절하는 것이 먼저이다. 척추가 휘지 않도록 고정하는 보조기구를 착용하고, 운동치료로 허리뼈 주변의 근육과 인대를 강화함으로써 척추가 받는 무게 부담을 덜어낸다.

② 비수술적 치료

고주파수핵감압술은 척추관에 카테터를 넣어 통증을 유발하는 감각신경을 파괴하는 시술로, 엉덩이나 다리로 가는 가지 신경이 눌려 나타나는 통증을 줄일 수 있다. 인대강화프롤로테라피는 척추뼈를 잡아주는 인대를 강화해 척추뼈가 흔들리지 않도록 하는 치료이다. 주사를 통해 약물을 주입해 인대가 자생적으로 강화될 수 있도록 돕는다. 다만, 자생적으로 인대가 강화되는 데는 시간이 걸리기 때문에 일회성으로 진행되지는 않는다.

앞으로 빠진 척추체를 기존 척추체와 연결하는 나사못고정술이나, 문제가 되는 디스크를 인공디스크로 교체하는 인공디스크치환술을 고려해야 한다.

● 뒤쪽 관절에 염증이 생긴 척추후관절증후군

척추뼈를 가로로 놓고 보면 앞에는 디스크가 들어 있고, 중간에는 척수 신경이 들어 있고, 뒤에는 척추를 지지해주는 척추후관절이 있다. 척추 질환은 대부분 척추체와 디스크 그리고 척수 신경에서 발병하지만 척추후관절이라고 해서 발생 질환이 아예 없는 것은 아니다.

일반적으로 척추에 가해지는 압력의 2/3는 디스크와 척추뼈가 받고, 나머지 1/3은 뒤쪽 관절에서 받는다. 뒤쪽 관절에서 받는 힘은 크지 않아 보이지만 디스크의 변성이 진행되어 앞에서 힘을 받쳐주지 못하면 후관절의 역할이 커지게 된다. 척추뼈가 흔들리면서 관절이 부풀어 오르기도 하고 관절염도 생긴다. 신경을 누르지도 않는데 통증이 찾아오는 것은 이 때문이다. 이 과정에 외상까지 더해지면 척추후관절증후군이 발병하게 된다.

척추후관절증후군은 척추 뒤쪽 뼈를 잇는 관절이 닳거나 변성되어 나타나는 증상을 통칭한다. 허리뼈와 골반뼈를 연결하는 관절에 염증이 생기기도 하고, 후관절에 관절염이 생기기도 한다. 주로 노화에 의해 발생한다.

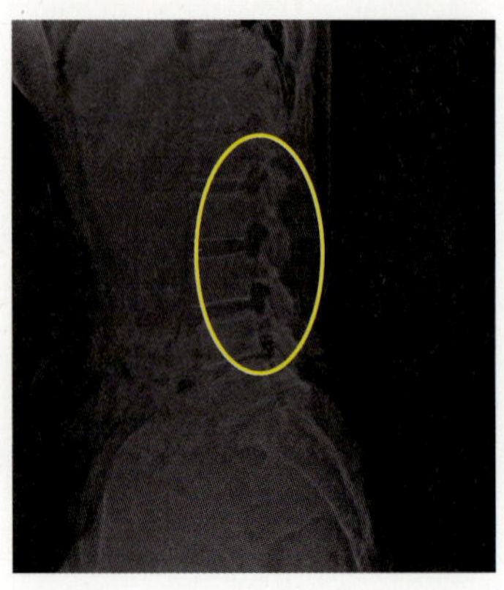

척추후관절증후군 환자의 MRI(두꺼워지고 하얗게 됨)

이 질환은 나쁜 자세를 지속하거나 갑자기 척추에 무리가 가는 운동을 하면 악화된다. 근육이 약한 여성에게 더 많이 발병하므로, 운동을 할 때는 후관절에 무리가 가지 않도록 주의해야 한다.

척추후관절증후군 증상

1. 허리와 엉덩이, 골반이 아프고 쑤시는 통증이 지속된다.
2. 아침에 일어났을 때 허리가 찌릿찌릿하고 움직이기 힘들다.
3. 허리나 고개를 숙이는 자세, 앉아 있는 자세에서 통증을 느낀다.
4. 허리를 뒤로 젖히거나 옆으로 돌릴 때 심한 통증이 발생한다.
5. 목뼈에 발생한 경우 목, 어깨, 등, 팔까지 통증이 생긴다.

46세 주부 한영이 씨는 교통사고 두 달 후 우리 병원을 찾았다. 교통사고가 난 직후 곧바로 허리 치료를 받았는데, 허리 통증이 사라지지 않아 우리 병원까지 오게 된 것이다. "처음에 교통사고 나고 허리가 아파서 병원에 가서 MRI를 찍었어요. 디스크가 있어서 그걸 치료했거든요. 다리가 당기는 증상은 많이 좋아졌는데 정작 허리 아픈 것은 계속되더라고요." 디스크 치료 후 통증이 남아 있을 때는 '기존에 있던 통증이 서서히 사라질 것'이라는 의료진의 말을 믿고 기다렸다. 그런데 한 달이 지나도 한영이 씨의 허리 통증은 나아지지 않았다.

tip

척추후관절증후군과 디스크 구별법

	척추후관절증후군	디스크
통증 부위	허리, 엉덩이, 골반 (팔꿈치 밑이나 무릎 아래 통증은 거의 없음)	허리, 엉덩이, 다리
방사통의 범위	좁음	넓음
통증 부위를 눌렀을 때	통증이 심해짐	시원함

MRI에서 통증을 일으킬 만한 디스크 소견은 보이지 않았다. 교통사고 때 허리와 골반에 충격이 가해지면서 척추후관절에 골절이나 염증이 생겼을 가능성을 고려해야 했다. 그녀는 통증 때문에 한곳에 오래 앉아 있을 수 없었고, 양반다리 자세로도 오래 앉아 있을 수 없었다. 디스크를 배제한 상태에서 척추후관절증후군이 가장 유력해 보였다.

추측하기로 한영이 씨는 아마 교통사고 때 디스크 탈출과 척추후관절증후군이 동시에 발병했을 것이다. 하지만 1차 검진에서 디스크 탈출만 진단되어 디스크에 눌린 신경은 회복되었지만, 척추후관절증후군은 여전히 남아 있었기 때문에 통증이 줄어들지 않았다. 그녀는 인대강화프롤로테라피를 총 네 번에 걸쳐 진행했다. 처음에는 양쪽 관절에, 다음에는 척추뼈 사이에 그리고 후관절에 있는 뼈 사이에 받았다. 두 번 치료 후부터는 허리가 많이 좋아졌다며 바깥 활동을 시작했다. 보통 2주 간격으로 네 번 치료하는데 반복적으로 진행해야 좋은 효과를 볼 수 있다. 인대가 강화되면서 통증은 서서히 줄어든다.

① 기본 치료

통증을 조절하기 위해 약물치료와 물리치료를 한다. 또한 척추 근육을 강화하기 위해서 운동치료도 병행한다.

② 비수술적 치료

척추후관절증후군 치료의 핵심은 척추를 잡아주는 인대를 강화하는 것이다.

염증이 있다면 염증치료를 하면서 운동치료와 인대강화프롤로테라피를 병행하는 것이 좋다. 인대강화프롤로테라피는 주사액으로 척추 주변 조직을 직접 자극해 인대를 부드럽고 튼튼하게 만든다. 통증으로 인해 생활이 곤란할 정도라고 판단되면 고주파수핵감압술로 통증을 유발하는 신경을 차단하는 시술을 하기도 한다.

③ 수술적 치료

시술로도 통증이 개선되지 않으면 척추뼈 뒤쪽의 관절이 더 주저앉지 않게 잡아주는 유합술을 하기도 한다.

● 뼈가 찌그러지거나 부서진 척추압박골절

척추압박골절은 척추뼈의 지지 조직이 부서지면서 척추뼈가 주저앉는 질환이다. 척추뼈를 가로로 놓고 보면 세 부분으로 나뉘는데, 디스크가 충격을 흡수하는 앞기둥과 신경이 지나가는 중간기둥, 돌기가 있는 뒷기둥이다. 척추압박골절은 중간기둥과 뒷기둥에는 손상이 없이 앞기둥에만 골절이 발생하는 특징을 보인다. 고령의 환자가 갑작스럽게 통증을 호소하면서 꼼짝도 못하고 괴로워하는 경우 척추압박골절일 가능성이 높다.

척추압박골절 환자들 중에는 유독 '나이가 많은 여성'이 많다. 나이가 많은 여성들은 빙판에 미끄러지거나 털썩 주저앉는 것과 같은 충격만으로도 척추 압박골절이 생기기 쉽다. 이유는 나이 든 여성에게 골다공증이 많이 발생하는 탓이다.

골다공증은 척추압박골절을 일으키는 가장 흔한 원인이다. '뼈에 구멍이 숭 숭 뚫리는' 골다공증은 뼈의 양 감소와 미세구조의 변화로 뼈의 강도가 서서히 약해지는 병인데, 주로 폐경이나 노화로 인해 발생한다. 폐경이 되면 뼈를 튼 튼하게 하는 성분이 포함된 여성호르몬의 분비량이 적어지게 된다. 실제 우리 나라 여성 3명 중 1명은 골다공증을 앓고 있는데, 이는 남성에 비해 5배 높은 수치이다. 정상적인 골밀도를 가진 여성은 13.8%에 불과하다.

척추압박골절은 척추뼈 어느 부위에서도 발생할 수 있으며, 발생 부위에 따라 증상은 다르게 나타난다. 일반적으로는 가슴뼈와 허리뼈 부위에서 자주 발생하는데, 질병관리본부의 자료에 따르면 우리나라 환자들은 허리뼈에 발 생하는 비율이 17%로 가장 높다.

허리뼈에 압박골절이 생기면 주로 허리와 엉덩이가 아프다. "엉덩이가 빠 질 것 같다"고 표현하기도 한다. 누워서 몸을 움직이지 않으면 통증이 사라졌 다가, 몸을 움직이거나 자세를 바꿀 때 심한 통증이 나타난다. 허리뼈 4번과 5 번에 압박골절이 나타나면 앉아 있을 때도 통증이 심하게 느껴져 환자들은 가 만히 누워만 있으려는 모습을 보인다.

가슴뼈에 압박골절이 생기면 등과 가슴, 배에 통증이 나타난다. 가슴뼈 윗 부분에 압박골절이 생기면 가슴 통증과 함께 기침을 할 때 극심한 통증을 호

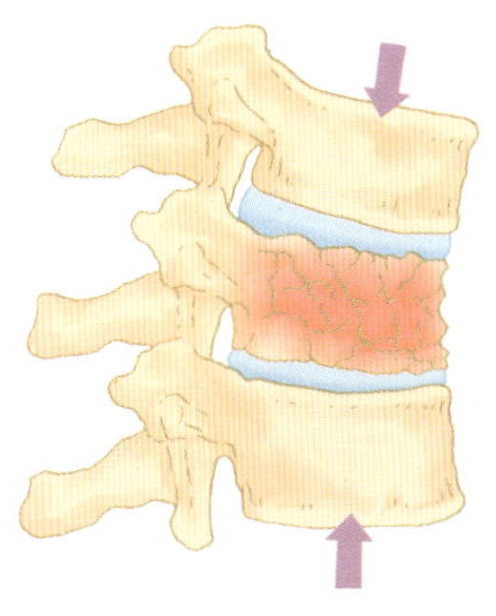

척추압박골절

소한다. 똑바로 누워 있으면 통증이 심해져 옆으로 누워 자는 경우도 있다. 그렇다 보니 제대로 눕지 못해 밤에 잠을 못 이루는 경우가 발생한다. 허리뼈에 나타난 압박골절과 달리 누웠다 일어날 때와 앉아 있을 때 통증은 심해지지 않지만, 몸의 자세를 바꿀 때 통증이 심해진다.

가슴뼈 아래쪽에 압박골절이 생기면 옆구리와 배의 통증이 심하다. 갈비뼈가 부러진 것 같아 움직이지 못하는 경우도 생긴다. 등보다 가슴이나 옆구리, 배의 통증이 심할 수도 있다. 보통 내장 기관만 검사하면서 별다른 이상을 찾지 못하는 사례가 많으므로 주의해야 한다.

척추압박골절은 발병이 의심되면 바로 진료를 받고 적절한 치료를 받아야 한다. 그런데 환자들은 적게는 1~2주, 길게는 몇 달을 견디다 병원을 찾는다.

2차 질환의 발병, 고혈압이나 당뇨와 같은 지병의 악화, 누워만 지내면서 느끼는 심리적 불편감 등을 생각할 때 척추압박골절은 빨리 치료해야 한다.

척추압박골절 증상

1. 골절된 등이나 허리 부위에 심한 통증이 발생한다.
2. 마비나 다리 저림과 같은 신경 증상은 나타나지 않는다.
3. 허리를 펼 때 불편함이 느껴지고 옆구리가 욱신욱신하다.
4. 가만히 누워 있으면 통증이 가라앉는데 움직이기만 하면 아프다.

환자 사례

칠순을 넘긴 고미숙 씨가 진료실을 찾았다. "이전에 허리가 아픈 적은 없었어. 넘어진 일도 없다니까. 그런데 갑자기 조금만 움직여도 아프더라고. 아파서 꼼짝을 할 수가 없는 거야. 그게 벌써 한 달이나 됐지." 이처럼 연세 많은 어르신이 "움직일 때마다 심하게 아프다"고 통증을 호소하면 가장 먼저 척추압박골절을 의심하게 된다. 척추압박골절을 앓는 어르신들이 호소하는 증상은 제각각이다. "갈비뼈 안을 쿡 찌르듯이 아프다", "자다가도 몸을 뒤척이면 아프다", "허리가 끊어질 듯이 아프다"와 같은 증상을 호소하며 누워서 생활하다가 병원을 찾는다.

우선 X-ray로 고미숙 씨의 척추 상태를 보기로 했다. 허리뼈 1번과 3번이 정상 높이보다 낮았고, 실금 등을 통해 골절이 나타난 것을 쉽게 확인할 수 있었다. 다행히 척추압박골절은 치료를 잘 받으면 금방 회복될 수 있는 병인 데다가 고령의 나이와 고혈압이나 당뇨와 같은 지병 때문에 치료를 망설일 필요가 없는 질환이다.

고미숙 씨의 부서진 척추뼈에 액체형 골 시멘트를 주입해 뼈를 단단하게 하는 척추체성형술을 실시했다. 시술 후 외래를 찾았을 때는 전처럼 사람들을 만나고 운동도 다니니 살 만해졌다고 하셨다. "의사 선생님 말씀대로 우유도 꼬박꼬박 챙겨 먹고 햇볕도 자주 쬐러 나갑니다. 그랬더니 건강해진 것 같아요." 미숙 씨는 질환의 재발을 막기 위해 골다공증도 적극적으로 치료하고 있다고 자랑하며 웃으셨다.

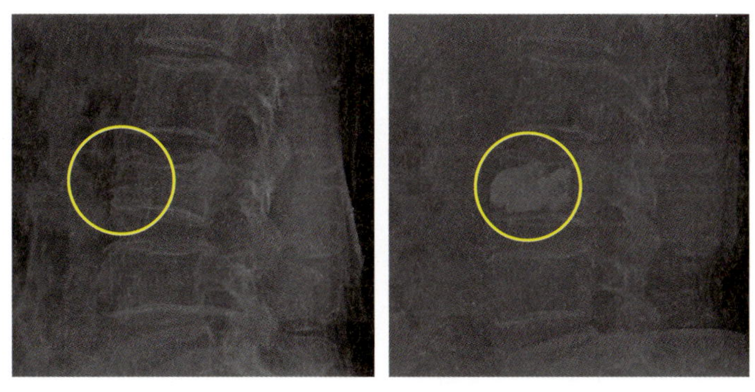

척추압박골절 환자의 척추뼈(왼쪽)
골절 부위에 골 시멘트를 채워 넣은 모습(오른쪽)

① **기본 치료**

초기에는 골다공증약을 먹으면서 통증치료, 운동치료를 한다. 보존적 치료만으로 통증이 줄고 뼈가 아물어 붙을 수 있다.

② **비수술적 치료**

골절된 부위에 인대를 강화하는 인대강화프롤로테라피를 하면 척추뼈의 하중을 덜 수 있어 도움이 된다.

---

tip

• • •

노화로 인한 골다공증을 막아라

2014년 질병관리본부에서 발표한 자료에 따르면 우리나라 50대 이상 장년층과 노년층 4명 중 1명은 골다공증을 앓고 있다. '침묵의 병'으로 알려진 골다공증의 예방과 치료에 적극적으로 나서야 하는 이유에는 여러 가지가 있다. 척추압박골절과 같은 질환이 찾아오지 않게 하는 것과 2차 질환의 발병으로 인해 삶의 질이 떨어지는 것을 막기 위해서이다. 아래의 수칙을 생활화하여 골다공증을 예방하자.

1. 매일 30분 이상 꾸준하게 운동한다.
2. 1주일에 2회, 15분 정도 햇볕을 쪼인다.
3. 적정량의 칼슘과 비타민D를 섭취한다.
4. 카페인과 짠 음식은 되도록 피한다.
5. 흡연을 중단하고 과음하지 않도록 한다.
6. 평소 넘어지지 않도록 주의한다.
7. 의사와의 상담 아래에 골밀도 검사를 시행한다.

 수술적 치료

부서진 척추뼈를 단단하게 해주는 척추체성형술은 하는 즉시 통증이 사라진다. 골 시멘트가 열을 내면서 통증을 일으키는 신경이 활동하지 못하게 한다. 골 시멘트가 굳기까지 10여 분밖에 걸리지 않으므로 수술한 지 2시간 후부터 가벼운 일상생활이 가능하다. 그렇더라도 골 시멘트가 주변 조직에 유입되지 않도록 안정을 취하는 것이 좋다. 고혈압과 당뇨는 물론 만성기관지염과 같은 지병이 있어도 수술이 가능하다는 장점이 있다.

● 아침이면 통증이 극심해지는 디스크내장증

디스크내장증이란 디스크가 퇴화하는 과정에서 밖으로 파열되거나 탈출되는 것이 아니라, 안으로 파열되는 증상이다. 통증의 수위는 디스크와 비슷한데, 특히 오래 앉아 있거나 허리를 숙여 압력이 올라갈 때 통증이 매우 심해진다. 반면 오래 누워 있는 경우를 제외하고 누워 있을 때나 서 있을 때는 아무렇지도 않다.

디스크내장증은 퇴행성디스크 상태에서 교통사고와 같은 강한 충격을 받았을 때 안으로 금이 가면서 발병한다. 디스크에 금이 가면 디스크 내로 통증 신경이 자라 들어간다. 허리를 굽히는 동작이나 오래 앉아 있는 자세로 압력이 올라가면 자라 들어간 신경이 자극을 받기 때문에 오래 앉아 있을 때 유독 통

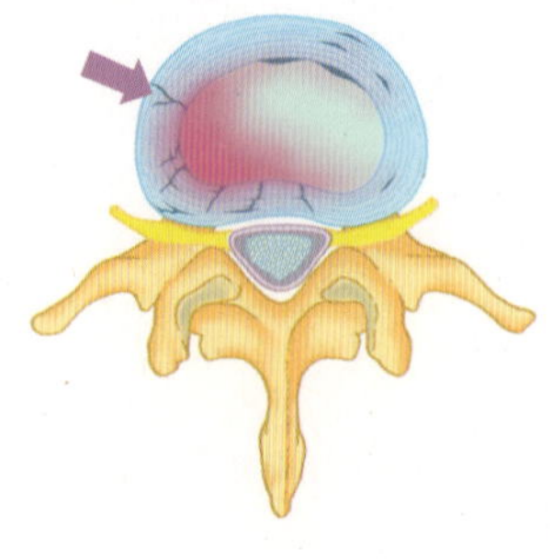

디스크내장증

증이 심해진다.

디스크내장증은 디스크 안쪽에 문제가 있기 때문에 X-ray나 MRI로 확실하게 진단을 내리기 어렵다. MRI 상에서 다른 디스크에 비해 유독 까맣게 드러나는 정도이다. 그래서 디스크내장증의 확진을 위해서는 디스크에 약물을 넣어 통증을 유발하는 검사를 실시해야 한다. 문제가 되는 디스크에 식염수나 조영제를 넣고 높아진 압력으로 인해 통증이 나타나는지를 검사하는 것이다. 디스크내장증 환자들은 식염수나 조영제를 넣어 찢어진 디스크의 압력이 올라가면 심한 통증을 호소하게 된다.

디스크내장증 증상

1. 오랜 시간 앉아 있는 것만으로 허리 통증이 발생한다.

2. 허리에 극심한 통증이 오면 오래도록 사라지지 않는다.

3. 다리나 주변 조직이 저리고 아픈 방사통은 거의 없다.

4. 서 있거나 누울 때는 아프지 않다가 앉아 있거나 허리를 꺾을 때 통증이 심해진다.

환자 사례

디스크 때문에 직장 생활을 포기한 56세 가장 이대원 씨가 병원을 찾았다. 함께 진료실에 들어온 아내는 짜증이 묻어나는 목소리로 "디스크 때문에 남편이 6년째 놀고먹고 있어요"라며 푸념을 늘어놓았다. 부부 사이는 좋지 않아 보였다.

이대원 씨가 이야기하는 증상은 남달랐다. 평상시에는 그다지 허리가 아프지 않다가도 오래 앉아 있거나 허리를 구부릴 때 너무 아프다는 것이다. 놀고 먹을 때는 아무 이상이 없지만, 회사 생활을 하려면 힘이 들어서 몇 군데 병원을 전전하며 CT와 MRI를 숱하게 찍고 각종 시술을 받았는데도 고통은 줄어들지 않았다고 한다.

이쯤 이야기를 듣고 보니 아내의 심정이 이해가 되었다. 어느 순간부터 남편이 꾀병을 부리고 있다고 생각한 것이다. "병원을 다니는 것도 이번이 마지막이에요"라고 말하며 아내는 고개를 저었다. 다행히 그가 이야기하는 증상은 디스크내장증과 일치했다.

확진을 위해서는 정밀한 검사가 필요했다. 하지만 그는 조영술을 선뜻 내켜하지 않았다. CT나 MRI 등 검사를 숱하게 했지만 별반 다를 것이 없었다는 이유였다. 디스크탈출증이 아닌 디스크내장증이라는 새로운 진단명에 대해 자세한 설명을 들은 후에야 검사를 받아보겠다고 했다.

디스크에 압력을 올리고 CT를 찍어 보니 조영제를 통해 찢어진 디스크를 한눈에 확인할 수 있었다. 디스크는 섬유테 안쪽으로 심하게 찢어져 있었다. 이대원 씨의 통증이 워낙 극심한 데다 오랜 기간 지속되어 문제가 된 디스크 였기에 인공디스크로 교체하기로 했다. 인공디스크치환술 후 통증은 서서히 사라졌고, 5일 후에는 수년간 계속된 통증을 완전히 떼어놓고 퇴원할 수 있 었다.

① 기본 치료

급성기에는 비스테로이드성 진통소염제를 통해 염증을 없애는 소염 효과와 통증을 완화하는 진통 효과를 볼 수 있다.

② 비수술적 치료

경막외 스테로이드 주사제를 놓는다. 신경주사 치료와 경막외유착박리술이 이에 해당된다.

③ 수술적 치료

만성화된 경우는 고통 경감 치료와 함께 인공디스크치환술까지 고려할 수 있 다. 인공디스크치환술은 약물치료나 물리치료, 운동치료로 6개월 이상 치료

를 했는데도 통증이 해결되지 않는 경우 실시한다. 피부의 2~3cm만 절개하

면 근육, 인대, 척추뼈, 신경, 혈관의 손상 없이 인공디스크로 교체할 수 있다.

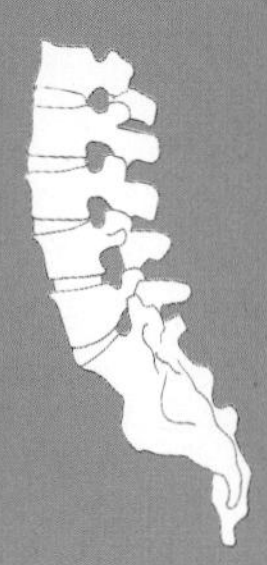

비수술 치료는 피부 절개나 조직의 손상 없이 진행되는 치료로, 몸의 상태를 변형시키지 않으면서 할 수 있는 가장 적극적인 치료이다. 수술이 불가피한 상황이라도 최근에는 최소침습의 수술법이 시행되면서 환자의 부담은 줄이고 보다 근본적인 치료가 가능해졌다.

Part 3

비수술과 수술, 척추 치료의 모든 것

01

· · ·

통증 잡는 비수술 치료

● 비수술 치료의 시작, 경막외유착박리술

최근 의료 기술의 발달로 피부 절개나 조직의 손상 없이 척추 질환의 통증은 잡아내면서 안전하게 치료하는 비수술 치료가 가능해졌다. 부분마취와 시술 시간이 짧다는 장점과 함께 문제가 발생한 부위에 직접 치료하므로 '통증 감소'를 포함한 치료의 효과는 매우 높다. 비교적 시술이 쉽고 심각한 합병증이 없으며, 극적인 통증 경감을 가져오는 비수술 치료에 대해 알아보자.

경막외유착박리술은 척추 비수술 치료 중 가장 적용 범위가 넓은 일반화된 치료법이다. 디스크나 척추관협착증이 있는 신경 부위에 2mm 정도의 얇은 카테터를 넣어 약물을 주입해 신경 부종이나 염증을 가라앉힌다. 유착이 발생한 부위에 직접 약물을 주입하므로 치료 효과가 빠르게 나타난다.

2012년 5월 SCI급 국제학술저널 〈Pain Physician〉에는 경막외유착박리술로 인한 통증 경감 및 기능적 향상을 입증한 논문이 실렸다. 경막외유착박리술이 허리디스크로 인한 만성통증 환자에게 효과가 있다는 내용(Clinical Effectiveness of Percutaneous Adhesiolysis Using Navicath for the Management of Chronic Pain Due to Lumbosacral Disc Herniation)이었다. 이외에도 경막외유착박리술의 효과는 국내외 연구를 통해 입증되었다.

다만, 경막외유착박리술은 척수 신경 근처에서 진행되는 치료이고, 사용하는 약물이 척수 신경에 유입될 경우 부작용이 나타날 수 있어 풍부한 경험과 숙련된 노하우를 갖춘 의료진에게 받는 것이 중요하다.

① 신경을 안정화시켜 통증을 가라앉힌다

하루는 62세 이설은 씨가 진료실을 찾았다. 문을 열고 들어오는 첫걸음부터 심상치 않았다. 한 걸음 한 걸음 내딛는 것만으로 큰 통증이 전해지는 것을 알 수 있었다. 심한 통증에 몸을 못 가누면서도 "그래도 수술은 안 하고 싶네"라고 말씀하셨다.

이설은 씨의 통증은 3주 전 새로 산 김치냉장고가 집에 들어오는 날부터 시작됐다. 무거운 김치통을 들고 내리는 작업을 한 뒤부터 통증이 나타났다. 오래지 않아 엉덩이와 다리가 아파서 제대로 걷지도 못할 정도가 되었다.

직감적으로 디스크의 파열이 의심됐다. 가족의 도움을 받아 할머니를 침상에 눕히고 아픈 다리를 서서히 들어 올리는 '하지직거상검사'를 실시했다. 하지직거상검사는 비교적 간단한 검사로, 다리를 들어 올릴 때 통증이 나타나면 허리디스크일 가능성이 높다. 할머니의 오른쪽 다리는 45도 정도로 절반밖에 올라가지 못했다. 다행히 발목 관절의 운동마비는 없었다.

다음으로 MRI 검사를 통해 허리뼈 3번과 4번 사이 디스크가 심하게 파열된 것을 확인할 수 있었다. 디스크가 파열되어 심한 통증을 느끼거나 마비가 나타나면 수술로 치료를 해야 한다. 다행히 할머니는 마비가 없었고, 수술에 대한 강한 거부감을 가지고 있었다. 비수술 치료를 먼저 고려해야 하는 상황에서 경막외유착박리술을 시도해보기로 했다. 신경을 안정화시켜 통증이 좋아지는지 확인한 후에 다음 치료를 진행하기로 했다.

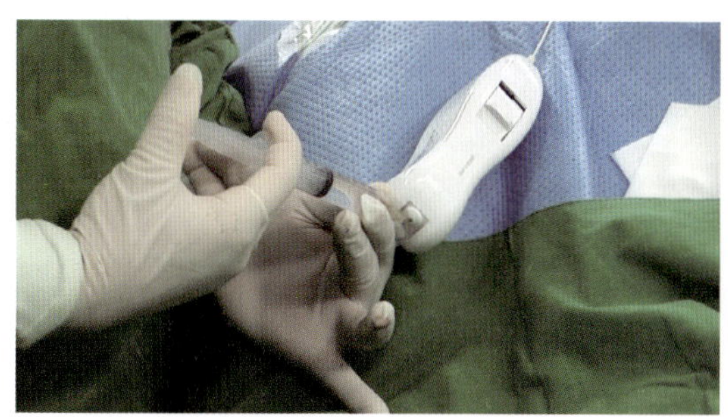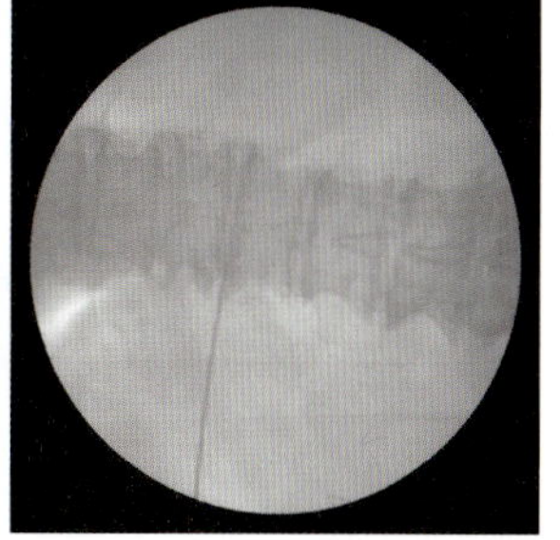

카테터로 약물을 주입하는 모습(왼쪽)
카테터가 몸속에 삽입된 모습(오른쪽)

경막외유착박리술은 병변이 있는 부위에 주삿바늘이 달린 카테터를 넣고 약물을 주입하는 시술이다. 목뼈에 병변이 나타나면 목뼈 7번과 가슴뼈 1번 사이, 허리뼈에 병변이 나타나면 꼬리뼈를 통해 카테터를 몸속으로 집어넣는다. 방사선 영상을 보면서 병변 부위로 카테터를 이동해 고정시킨 후 연결된 주삿바늘로 3회에 걸쳐 고농도식염수와 리도카인 등의 약물을 주입한다.

사용되는 약물은 생리식염수, 스테로이드제제, 리도카인, 고농도포도당 용액 등이다. 생리식염수는 상처를 씻어내는 효과가 있고, 스테로이드제제는 신경이 앓고 있는 염증을 가라앉힌다. 리도카인은 마취제이지만 소염진통제로도 효과가 있다. 고농도포도당 용액은 세포 내 염증을 유발하는 약물로 작용하는데, 염증을 통해 새로운 조직이 튼튼하게 자랄 수 있도록 한다. 이상의 약물들은 '통증의 역치를 높이는 효과'가 있다. 그래서 일회성 치료지만 장기적으로는 환자가 겪고 있는 통증이 만성통증으로 발전하는 것을 막아준다.

이설은 씨는 부분마취를 하고 30분 만에 치료를 마쳤다. 통증 부위에 약물이 제대로 유입되어 염증이 가라앉고, 신경의 부종도 빠르게 회복됐다. 물론 걸음걸이도 정상으로 돌아왔다.

② 신경주사 VS 경막외유착박리술

김인석 씨는 다른 병원에서 신경주사로 디스크 치료를 여러 번 받은 환자였다. 신경주사는 말 그대로 통증이 있는 주변 부위에 주사로 약물을 투입하는 치료법이다. 최근 척추 질환으로 통증을 호소하는 많은 환자들이 비교적 저렴

한 비용과 주사라는 간단한 방법 때문에 많이 선호하는 편이다.

하지만 김인석 씨의 경우 신경주사로 통증이 완화되는 것은 그때뿐이었다. 며칠이 지나면 통증은 바로 재발했다. 우리 병원을 찾았을 때 그는 신경주사로 통증이 줄지 않았다며 주사에 대한 높은 불신을 보였다. 신경성형술로 알려진 경막외유착박리술을 해보자고 했지만 내켜하지 않았다. "신경주사를 여러 번 맞고도 아무 효과가 없었는데 신경성형술이라고 낫겠습니까?" 그의 질문에 신경주사와 경막외유착박리술은 결코 같은 치료가 아니라는 내용의 긴 설명을 해주어야만 했다.

신경주사와 경막외유착박리술은 비슷한 약물을 사용하지만 약물을 주입하는 방법에 큰 차이가 있다. 신경주사는 주삿바늘로 병변 근처까지 접근해 약만 뿌려주는 치료이다. 바늘은 일직선의 구조이기 때문에 신경이나 여타 구조물들을 피해서 병변에 접근할 수 없어 병변의 근처까지만 들어갈 뿐이다. 또

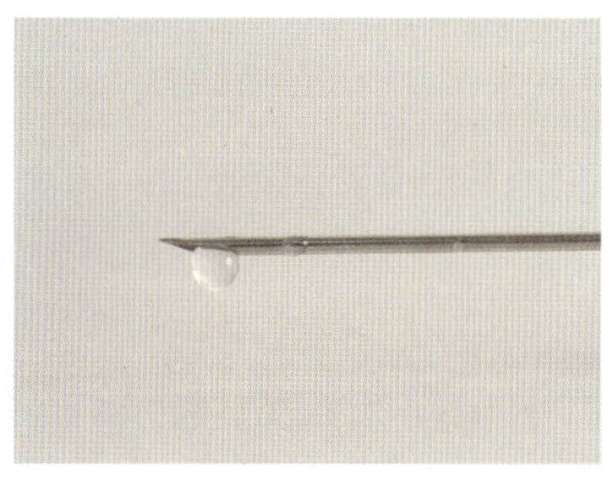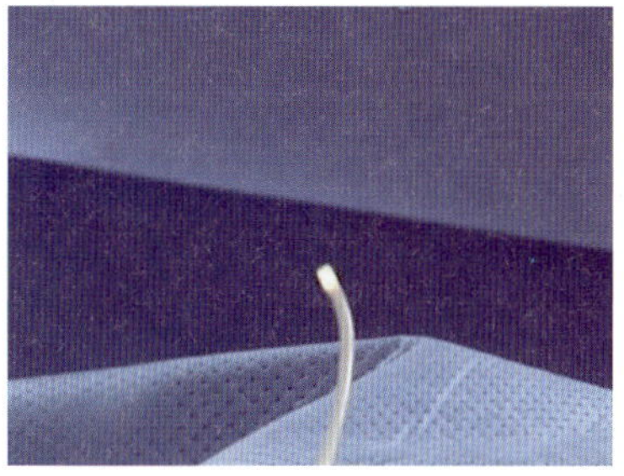

직선의 주삿바늘(왼쪽)
곡선의 카테터(오른쪽)

한 주삿바늘은 단단한 재질로, 통증을 일으키는 유착을 풀어줄 수 없다. 자칫 신경을 잘못 건드리면 부작용이 생길 우려가 있다.

이에 비해 경막외유착박리술에서 사용하는 카테터는 자유자재로 움직여 병변에 닿을 수 있고 굴곡 운동이 가능해 유착을 풀어줄 수도 있다. 실제 많은 경막외유착박리술은 약물 주입뿐만 아니라 유착을 풀어주는 시술도 함께한다. 카테터로 신경 주변을 움직이며 엉겨 붙은 조직을 떼어내면 통증을 예방할 수도 있다.

디스크 질환이 우리 몸에서 일어난 화재라고 가정할 때, 신경주사와 경막외유착박리술은 불을 끄는 강도와 정확성에 확연한 차이가 있다. 신경주사는 불이 났을 때 사다리차에서 베란다 창문으로 물을 쏘는 식이다. 베란다에서 쏜 물은 거실의 불길은 잡았다고 해도 그때뿐이다. 안방과 건넌방의 불이 다 꺼지지 않았기 때문에 화마는 다시 거실로 덮쳐온다. 엄청난 양의 물을 부어도 집의 불을 완전히 끄기까지는 한참의 시간이 필요하다. 반면, 경막외유착박리술은 소방수가 호스를 들고 계단을 올라가 불을 끄는 식이다. 호스는 구조물을 피해 구불구불한 곳을 잘 따라 들어가고 불길이 가장 큰 곳을 찾아 내비게이션을 달고 갈 수도 있다. 불길의 원인을 찾으면 적은 물로도 불을 끌 수 있고 재발을 막을 수 있다.

이러한 원리로 신경주사와 경막외유착박리술의 치료 효과는 큰 차이를 보인다. 우리 병원에서는 2006년부터 2013년 4월까지 디스크, 척추관협착증 등 척추 질환자 2만여 명에게 경막외유착박리술을 진행했다. 80.2%의 환자들이 통증 감소를 경험했다고 밝혔으며, 척추 수술을 받은 환자에게 재발한 통증의 치료에도 효과적인 것으로 나타났다. 김인석 씨 역시 치료 후 통증이 사라졌고 재발의 두려움에서 벗어날 수 있었다.

● 탈출된 디스크를 제거하는 경막외내시경시술

경막외내시경시술은 수술의 부담은 내려놓으면서 근본적인 치료를 할 수 있는 안전한 치료법이다. 통증의 원인이 되는 디스크를 직접 제거하기 때문에 통증 감소의 효과를 기대할 수 있고, 부작용은 거의 없다. 이 시술에 사

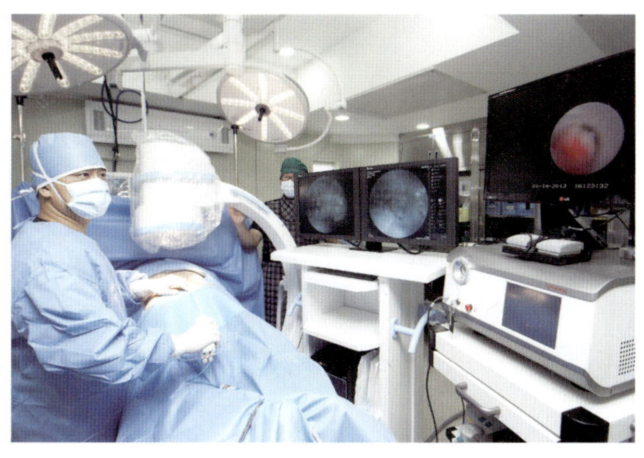

경막외내시경시술로 치료하는 모습

용되는 내시경은 직접 째서 볼 수 없는 몸속 깊숙한 곳의 병변을 확인하도록 만들어진 기구이다. 척추와 같이 좁은 공간에 여러 조직들이 밀집해 있고, 칼을 댔을 때 위험성이 커지는 조직에 적합하다.

한 가지 강조할 점은 이 치료가 '경막외'에서 진행된다는 것이다. 경막이란 뇌와 척수를 싸고 있는 세 겹의 뇌막 중 가장 바깥층의 막을 말한다. 뇌막 중에서 가장 질기고 두꺼워서 우리 몸의 중추신경인 척수를 보호하는 기능을 한다. 하지만 자칫 약물이 경막을 지나 척수에 유입되거나, 척수가 물리적 손상을 받을 정도의 충격이 가해지면 부작용이 크게 나타날 수도 있다. 척수를 안전하게 보호하는 선에서 치료가 진행되어야 한다. 숙련된 의료진에게서 치료를 받는 것이 매우 중요하다.

① 디스크를 직접 제거한다

앞서 설명한 경막외유착박리술의 경우, 치료 후 디스크가 회복될 확률은 보통 80%로, 나머지 20%는 자연 치유가 되지 않는다. 반면, 경막외내시경시술은 터져 나온 디스크를 직접 제거하므로 자연 치유를 적극적으로 돕는다. 1시간 내외의 치료 시간이 걸리며, 부분마취하에 치료가 진행되기 때문에 만성질환이 있는 환자들도 부담 없이 시술을 받을 수 있다.

경막외내시경시술에서 사용하는 레이저는 단백질의 구성을 바꾸는 기능을 가진 빛이다. 보통 자르고, 태우고, 열을 발생시키는 등의 기능을 한다. 디스크 치료에서는 이 성질들을 모두 이용한다. 접촉을 어느 정도 하느냐, 가까이 갖다 대느냐 멀리 떨어져 대느냐, 안으로 깊이 박아서 하느냐 겉에서 하느냐, 에너지를 어느 정도 주느냐, 물과 같이 사용하느냐, 주변 온도가 어느 정도 되느냐에 따라 레이저의 기능은 제각각이다. 레이저를 자유자재로 다뤄 디스크 조직들을 원활히 제거하기까지는 많은 훈련이 필요하다. 전문가들도 숙련도에서 차이를 보인다.

② 내시경으로 보면서 치료한다

젊은 나이에 사업을 시작해 50대 초반이 된 양현석 씨는 심한 허리디스크 탈출증 환자로 구급차에 실려 우리 병원을 찾았다. "칼 대는 건 안 좋다고 해서 웬만하면 참고 지내보려고 했는데, 일어날 수조차 없어 병원을 찾았네요." 침상에 누운 그가 무안한 표정으로 말했다. 그는 고혈압과 고지혈증으로 약을 먹고 있었지만 술과 담배는 끊지 못했다. 허리 관리는커녕 건강 관리도 제대로 되지 않는 그야말로 환자였다.

검사 결과 심하게 튀어나온 디스크가 신경을 누르고 있었다. 수술만은 피하고 싶다는 환자의 강력한 호소로, 치료는 경막외내시경시술로 진행하기로 했다. 직접 보면서 치료할 수 있기 때문에 정확도가 높고, 문제가 되는 디스크만 선별적으로 제거할 수 있기 때문에 부작용도 적다는 설명에 그는 흔쾌히 동의했다.

내시경과 레이저선이 들어 있는 카테터를 꼬리뼈를 통해 삽입하면 발달된 내시경 카메라로 병변의 상태를 고화질로 정밀하게 볼 수 있다. 이처럼 경막

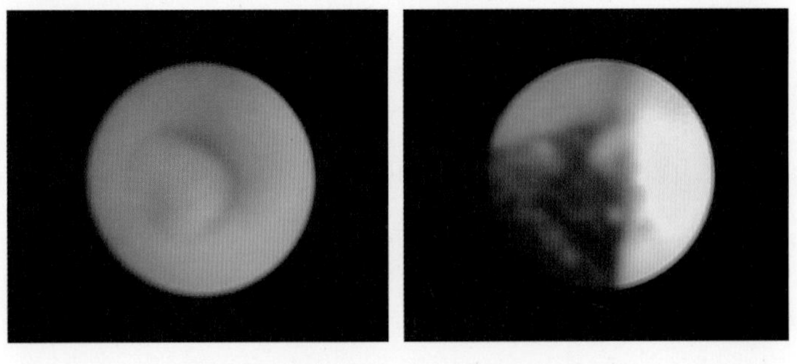

경막외내시경시술 전 디스크가 탈출된 모습(왼쪽)
경막외내시경시술 후 디스크가 제거된 모습(오른쪽)

외내시경시술을 하면 MRI로도 발견하지 못한 병변들을 직접 눈으로 확인하며 치료할 수 있다. 양현석 씨의 디스크는 MRI 사진으로 예상했던 것보다 유착이 심했다. 신경의 염증과 유착, 경막외 지방, 신경뿌리 등이 내시경을 통해 보였다. 레이저로 튀어나온 디스크를 제거하고 유착을 풀어주면서 염증을 가라앉히는 치료를 해나갔다. 엉긴 유착은 카테터로 해결했다.

1시간여 후에 내시경을 빼고 카테터가 들어갔던 부위를 봉합하는 것으로 치료는 끝났다. 양현석 씨는 치료를 마치고 회복실에서 휴식을 취한 후 당일 집으로 돌아갔다. 그리고 일주일 후 외래를 찾았을 때는 그동안 아픈 허리 때문에 엄두를 못 냈던 등산과 조깅을 다시 시작할 것이라는 다짐을 전해주었다.

고주파수핵감압술은 고주파 열에너지를 이용해 통증을 일으키는 신경을 차단하고 디스크의 크기를 줄여주는 치료이다. 부분마취를 한 뒤 카테터를 밀어 넣어 디스크에 40~70도의 저온 고주파 열을 쏘인다. 이 고주파 열로 통증을 유발하는 신경을 선택적으로 차단하고, 돌출된 디스크의 크기를 줄여 압력을 줄여준다. 수핵을 수축시켜 신경이 받는 자극을 줄여주기 때문에 근본적인 치료가 될 수 있다. 고주파수핵감압술을 받은 디스크는 크기가 줄어들면서 더욱 튼튼해지는 것이 특징이다.

이 시술은 퇴행이 오래 진행되어 딱딱하게 변해버린 디스크보다는 무르고 연한 연성 디스크에, 허리디스크보다는 목디스크에 효과가 좋은 것으로 보고되고 있다. 시술 후 흉터가 남지 않고 만성질환자들에게도 시술이 가능하다는 장점이 있다.

① 고주파 열로 수핵을 줄인다

실험실에서 고주파를 돼지고기에 쏘이는 실험을 해보면, 돼지고기의 용적은 줄어들면서 물이나 가스가 생기는 것을 확인할 수 있다. 고주파가 단백질의 분자 구조를 바꾸기 때문이다. 이러한 원리는 고주파수핵감압술에 그대로 적용된다. 고주파를 받은 수핵은 용적이 줄면서 가스나 물로 변화한다. 가스나 물은 인체에 의해 자연스럽게 흡수된다.

고주파수핵감압술에서 디스크에 쏘이는 고주파의 양은 굉장히 소량이다. 안전한 범위 내에서 치료를 하기 때문에 줄어드는 디스크가 많지는 않다. 다만, 병변이 발생한 경우 약간의 볼륨만 줄여주어도 압력은 급격히 떨어지기 때문에 신경의 입장에서는 매우 편안한 상태가 된다. 자극이 줄면 통증이 사라지고 회복도 빨라진다.

지난 5년간 우리 병원에서 고주파수핵감압술 치료를 받은 환자들 중 80% 정도가 성공적인 통증 감소를 경험했다. 재발 확률도 5~10%로, 일반 절개 수술의 재발 확률인 20%보다 상대적으로 적은 편이다.

② 불필요한 신경까지 차단시킨다

78세 노보석 씨는 갑자기 목이 아파와서 서지도 눕지도 못하는 상태로 지팡이에 몸을 의지한 채 우리 병원을 찾아왔다. 통증은 급성으로 나타났고 격심했다. MRI 검사 결과 목에 디스크가 탈출된 것을 확인할 수 있었다. 탈출된 디스크에 염증 반응이 심해지면서 신경이 붓고 통증이 찾아온 것이었다. 통증 해소를 위해 고주파수핵감압술을 진행하기로 했다.

치료는 편안히 엎드린 상태에서 목뼈 1번과 2번 사이에 약물을 넣어 부분 마취를 하는 것으로 시작됐다. 목 앞쪽으로 고주파를 쏘게 될 1mm의 바늘을 밀어 넣었다. 영상을 보면서 조심스럽게 디스크 병변을 찾아갔다. 목에는 기도와 식도 그리고 경동맥이 있기 때문에 집중력과 고난이도의 기술이 필요하다. 병변에 접근해 고주파 열로 신경을 누르고 있던 디스크를 녹여주기까지 긴장을 늦춰서는 안 된다.

　노보석 씨의 경우 고주파 열로 수핵의 용적을 줄이면서 불필요한 신경을 제거하는 치료를 함께했다. 신경은 살아서 뻗쳐 나가는 조직이기 때문에 디스크의 섬유테가 찢어지면 신경이 자라 들어가기도 한다. 수핵까지 자라 들어간 경우 압력에 의해 수핵이 눌리면 신경까지 심하게 자극을 받아 인체는 극심한 통증을 느끼게 된다. 자라 들어간 신경을 제거해주는 것만으로도 통증이 많이 경감된다.

　디스크 수핵을 싸고 있는 섬유테는 고주파를 쏘이면 더욱 단단해진다. 고기에 열을 가하면 성질이 단단해지는 것과 같은 이치이다. 웬만한 압력에도 수핵이 튀어나오지 않게 된다. 다만, 고주파 열에 의한 수핵의 변성은 치료 후

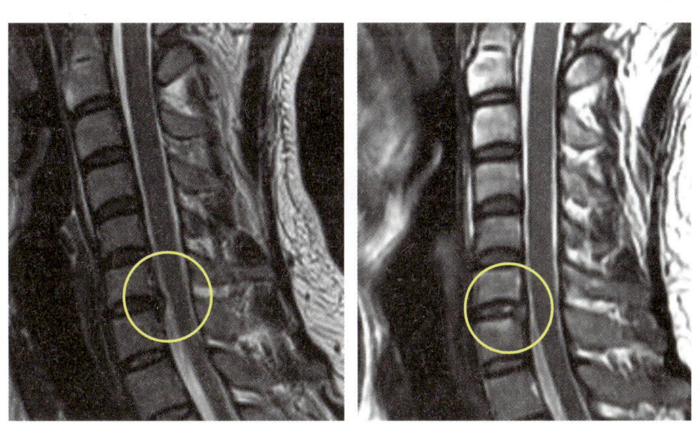

고주파수핵감압술 시술 전 디스크가 탈출된 모습(왼쪽)
고주파수핵감압술 시술 후 디스크 탈출 병변이 줄어든 모습(오른쪽)

에도 조금씩 진행되기 때문에 시술 후 6개월까지는 병원을 방문해 상태를 확인하는 것이 좋다.

치료 4시간 후 노보석 씨는 병원을 찾았던 그대로 퇴원 준비를 했다. 시술 직후 통증이 사라진 것이 매우 놀랍다고 했다. "누워 있으면 손이 저릿했는데 지금은 아무렇지도 않아. 아픈 것이 사라졌어." 할아버지는 환하게 웃으셨다.

● 가벼운 척추협착을 풀어주는 척추협착풍선확장술

5~20% 정도의 환자들은 안타깝게도 경막외유착박리술이나 경막외내시경시술을 받았음에도 협착과 통증이 사라지지 않는다. 난치성 척추관협착증 환자군이다. 이 환자들이 다시 시도해볼 수 있는 비수술 치료 중 하나가 척추협착풍선확장술이다. 또한 척추수술실패증후군으로 인해 통증이 개선되지 않은 환자들에게도 효과적이다.

척추협착풍선확장술은 좁아진 척추관 내에 풍선을 넣어 공간을 만들어주는 시술이다. 부분마취 후 꼬리뼈를 통해 풍선이 내장된 특수 카테터를 넣고 척추관이 좁아진 곳까지 진입시켜 풍선을 부풀게 한다. 풍선을 빼내면 공간이 생기는데, 눌려 있던 신경에 숨을 쉴 수 있는 공간이 확보되는 셈이다. 염증을 가라앉히는 약물을 넣어 신경의 염증도 가라앉힌다. 척추관이 다시 좁아지는 것을 어느 정도 막아주면서 신경을 자극하는 원인도 해결하기 때문에 팔이나

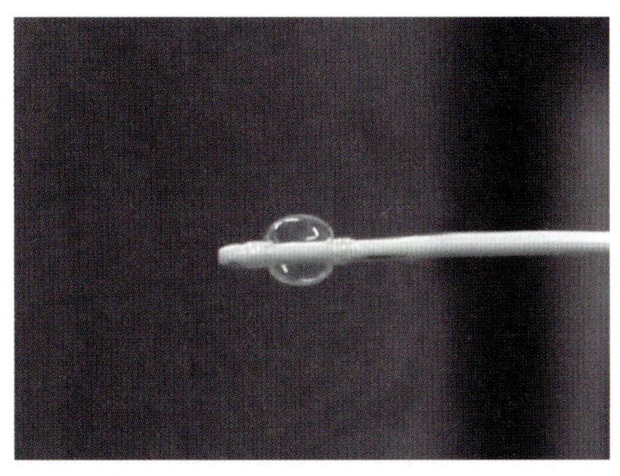

풍선이 내장된 특수 카테터

다리가 당기고 저린 증상이 사라진다.

척추협착풍선확장술로 만들어진 공간은 수개월간 유지된다. 인대가 두꺼워지거나 뼈가 자라서 신경을 누르는 척추관협착증, 척추수술실패증후군 환자, 경막외내시경시술 후에도 통증이 계속되는 환자에게 효과적이다. 또한 경막외내시경시술이나 경막외유착박리술로는 치료하기 힘든 추간공협착증도 치료할 수 있다. 그간의 안정성과 유효성이 입증되어 보건복지부로부터 새로운 의료 기술로 인정받았다.

① 신경의 숨통을 열어주는 시술

심한 척추관협착증이 진행됐음에도 별다른 통증 없이 지내는 환자들을 종종 보게 된다. 검사상으로는 신경이 꽉 막혀 있어 환자에게 극심한 통증이 나타날 것 같은데, 실상 환자는 고통을 호소하지 않는다. 신경의 리모델링 과정이 원활히 이루어진 때문이다.

신경의 리모델링이 잘 진행된 경우란 우동 가락 같던 신경이 칼국수 가락처럼 납작해졌지만 통증은 일어나지 않는 상황이다. 척추관이 좁아지는 환경에 맞춰 신경이 잘 적응했기 때문에 가능한 일이다. 또한 오랜 기간 동안 서서히 협착이 진행됐기 때문에 가능한 일이기도 하다. 신경의 리모델링 과정이 잘 진행된 경우, 순간적으로 찾아온 통증은 부종과 염증만 치료해주어도 가라앉는다. 척추관의 공간을 넓히는 근본적인 수술을 받지 않아도 일상생활로 복귀가 가능하다.

척추협착풍선확장술은 신경의 리모델링 과정을 이용해 신경을 회복시키는 시술이다. 통증을 일으키는 신경의 염증과 부종을 가라앉혀 이전과 같은 생활이 가능하게 한다. 척추 조직의 손상 없이 치료가 가능하다는 장점이 있다.

② 수술 후 재발한 통증 치료에 효과적

"칼로 찌르는 느낌이 들어요." 38세 송병훈 씨는 진료실에 들어오자마자 심각한 통증을 호소했다. 걷지도 못할 만큼 너무 아프다는 이야기였다. 병훈 씨는 이미 7개월 전에 허리디스크 수술을 받은 전례가 있는 환자였다. 검사 결과 디스크가 재발한 것은 아니었지만 다시 통증이 시작된 것만으로 매우 당황스러워하고 있었다. "또 수술을 해야 합니까?"라며 근심 가득한 얼굴로 물어왔다.

치료를 했는데도 다시 척추 질환이 생기거나, 수술 부위에 문제가 생겼을 때 환자들은 '수술을 꼭 해야 하나?', '수술밖에 답이 없는가?' 하는 걱정에만 몰두한다. 이렇게 심리적으로 위축되다 보면 병원을 찾아오는 시기가 늦어지고 적절한 치료시기를 놓치는 경우도 생긴다. 결론부터 이야기하자면 한 번 수술을 했다고 다음 치료도 꼭 수술로 해야 한다는 법은 없다. 수술 이외의 다양한 치료법이 있다.

척추 질환은 한 번 치료를 했다고 해서 완치가 되지는 않는다. 노화 과정 속에서 다시 질환이 생길 수 있다. 때문에 수술이냐 아니냐보다는 '현재 상태에 가장 적합한 치료인가 아닌가'를 따지는 것이 우선이다.

병훈 씨의 척추는 오랜 기간 진행된 협착으로 인해 척추관이 심하게 좁아져 있었다. 수술을 통해 비대해진 인대나 주변 조직을 제거하는 치료를 먼저 고려해야 한다. 신경이 지나가는 공간이 좁아져서 생긴 병인만큼 공간을 넓혀주는 것은 근본적인 치료라고 할 수 있다. 하지만 한 번의 수술 경험이 있던 병훈 씨는 "친구 중에 하나가 허리 수술을 받았다가 허리가 더 약해졌다는데요…"라며 수술을 피하고 싶다고 말했다. 우선은 척추관 신경의 통증을 효과적으로 줄이는 척추협착풍선확장술을 진행하기로 했다.

부분마취를 하고 꼬리뼈를 통해 척추 신경 통로에 카테터를 넣었다. 풍선 확장을 시도할 허리뼈 4번과 5번 사이로 이동한 후 상태를 보았다. 과거 허리 수술을 하면서 생긴 유착으로 인해 카테터의 이동이 원활하지 않았으므로 경막외유착박리술을 함께 진행했다. 약물을 이용해 풍선을 부풀린 후 조영제를

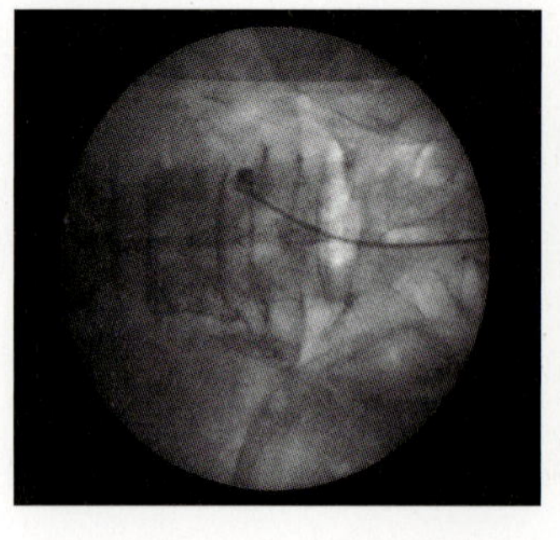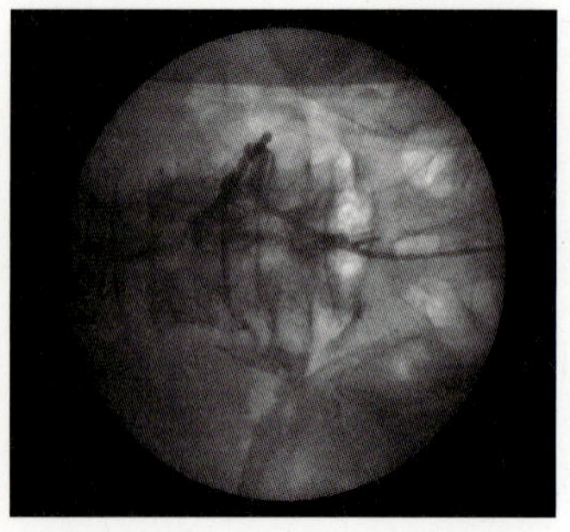

척추협착풍선확장술 시술 중(왼쪽)
시술 후 신경이 뚫려 약물이 주입되는 모습(오른쪽)

투입하자 넓어진 척추관을 한눈에 확인할 수 있었다.

치료를 마치고 회복실로 향한 병훈 씨를 다시 만난 곳은 복도였다. "이렇게 걸어 다녀도 아무렇지 않다"며 통증이 70~80% 줄었다고 말했다. 척추관협착증은 노화를 통해 계속 진행되는 질환인 만큼 꾸준한 운동과 관리가 필요하다는 잔소리를 듣는 동안에도 병훈 씨의 얼굴은 싱글벙글이었다.

● 척추압박골절을 치료하는 척추체성형술

골다공증성 척추골절은 심한 통증을 유발한다. 골을 싸고 있는 골막은 통증을 민감하게 받아들이는 대표적인 곳이다. 뼈가 부러지면서 골막이 찢어기기 때문에 환자는 극심한 통증을 느낀다. 골다공증성 척추골절 환자는 통증

144

으로 인해 아무것도 하지 못하는 상태가 된다. 하루 종일 누워서 생활하다 보면 심신이 약해지고 주변 사람들까지 힘들어진다.

척추체성형술은 골다공증성 척추골절을 치료하는 대표적인 비수술 치료법이다. 부러진 척추뼈에 의료용 골 시멘트를 주입해 굳히는 치료로, 환자의 통증을 줄여주고 부러진 뼈의 안정성을 보강해준다. '경피적 척추성형술'이라고도 하는데, '경피적'이란 '피부에 바늘을 찔러서 목표물에 접근한다'는 의미이다. 부러져서 주저앉은 척추뼈에 주삿바늘을 접근시켜 골 시멘트를 주입하므로 치료 후에도 흉터가 남지 않는다. 외과적 절개 수술과는 달리 큰 흉터가 남지 않고, 고혈압이나 당뇨와 같은 만성질환자도 치료가 가능하다. 척추체성형술을 받은 환자들 중 90% 이상은 즉각적인 통증 완화를 경험한다. 비교적 시술이 쉽고 심각한 합병증이 없으며, 극적인 통증 해소를 가져오는 장점 때문에 치료 건수가 해마다 증가하고 있다.

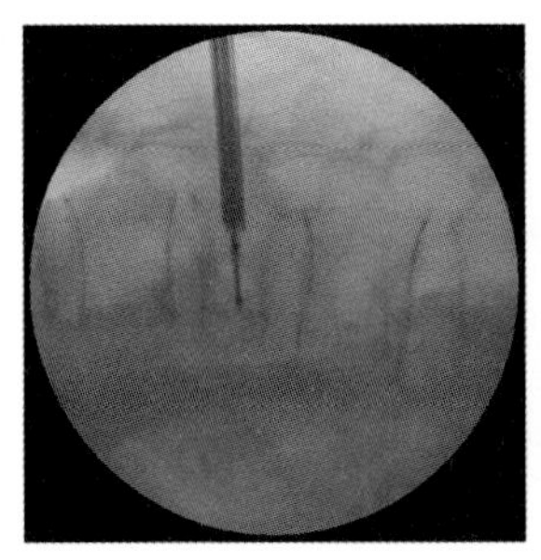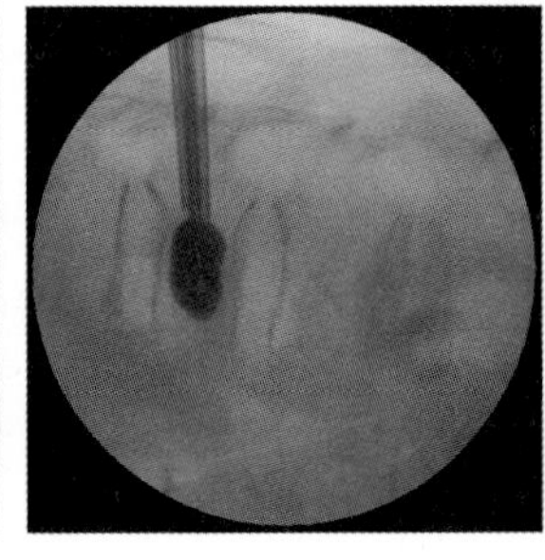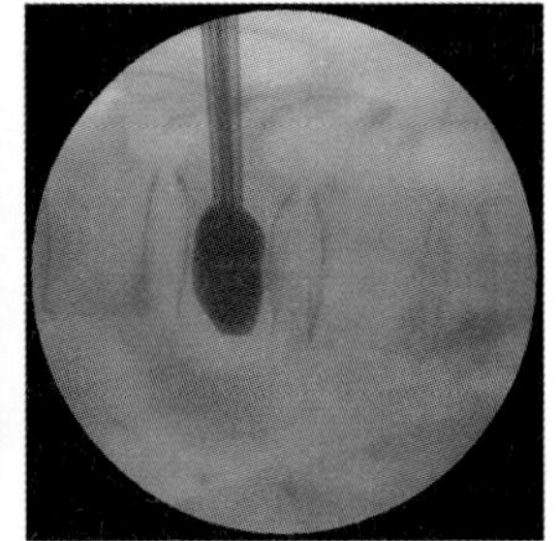

골 시멘트가 주입되는 영상

① 압박골절로 인한 심각한 합병증을 예방한다

압박골절은 몸의 뼈가 약해진 골다공증 환자에게 많이 발병하는데, 누워서 지내는 생활을 하며 안정을 취하면 대부분 2주에서 3개월 이내에 자연적으로 좋아지는 것으로 알려져 있다. 골절된 뼈가 스스로 붙으면서 통증이 줄어드는 것이다. 하지만 이 기간에 진통제를 계속 먹어야 하고 보조기도 착용해야 하기 때문에 일상생활은 거의 할 수가 없다. 그야말로 누워서 지내는 것이 하루 일과의 전부가 된다.

어르신의 경우 압박골절로 인해 누워만 있다 보면 2차 질환이 생기기도 한다. 여러 장기의 기능이 저하되기 때문인데, 폐 기능 저하, 근력 저하, 감염, 우울증과 같은 심각한 합병증이 생길 수 있다.

압박골절을 주사제로 간단하게 치료하는 척추체성형술은 원래 척추 양성 종양을 치료하기 위해 시도되었는데, 극적인 통증 감소 효과가 밝혀지면서 골다공증성 척추골절 치료에도 적용되기 시작했다. 2~3주간 보존적 치료를 했음에도 통증이 줄어들지 않거나 합병증이 생길 가능성이 높은 노인 환자들, 악성 종양 때문에 뼈가 파괴되어 심한 통증을 호소하는 환자들에게 쓰인다.

건강보험심사평가원의 보고에 따르면 연간 시행되는 척추 관련 시술 중 두 번째로 많은 것이 척추체성형술이라고 한다. 디스크 치료를 위한 치료 다음으로 시행 건수가 많다. 매해 우리나라에서만 골다공증성 척추골절이 9만여 건이나 발생하기 때문에 척추체성형술 역시 많이 행해지는 것으로 보인다.

여든을 넘긴 김순례 씨는 아드님의 부축을 받고 병원에 오셨다. 동네 의원에서 골다공증성 압박골절이라는 진단을 받고 치료를 받은 지 3주쯤 지난 상태였다. 골다공증으로 인한 통증을 떠나서 할머니의 건강 상태는 그다지 좋아 보이지 않았다. "어떻게 지내셨어요?" 하고 묻자 "누워만 지냈지 뭐"라고 대답했다. 옆에 서 있는 아드님의 표정도 매우 불편하고 어두워 보였다.

아드님의 말을 빌리자면 처음 X-ray를 찍고 진단을 받을 때까지만 해도 크게 걱정을 하지 않았다고 한다. 보조기를 차고 약을 먹으면 괜찮아질 것이라고 생각해서 어머니를 누워서 지내시게 했다. 그러다 며칠 전에는 물컵을 드는 어머니의 손이 바들바들 떨리는 것을 보았다. 집안일조차 하지 않고 몇 주를 지내다 보니 팔순 노모의 기력은 거의 남아 있지 않았다. 그제야 부랴부랴 척추전문병원을 수소문해 우리 병원까지 찾아오게 됐다.

검사 결과 할머니의 허리뼈 세 곳에서 압박골절 소견이 보였다. 경중의 차이는 있지만 통증을 유발하는 곳이 여러 군데이기 때문에 그동안 상당히 힘드셨을 것이다. 자식들 걱정에 "괜찮다. 괜찮다"라며 통증을 참으셨을 모습이 그저 안타까웠다. 고령의 나이와 치료 기간을 고려해 척추체성형술을 시행하기로 했다.

우선 금식을 하면서 건강 상태를 꼼꼼히 체크했다. 기본적인 혈액 검사를 통해 감염과 출혈 경향을 체크하고, 주삿바늘이 들어가는 부위의 감염 여부도 따졌다. 다행히 특별한 점은 없었다. 할머니를 치료실에서 다시 만났을 때는 최대한 움직이지 마시라는 당부의 말씀을 드렸다. 척추뼈 주위에는 척수와 중요한 혈관들이 많기 때문에 시술 도중 급격하게 움직이면 척수나 혈관이 다칠 수도 있다. 환자의 안정이 무엇보다 중요하다.

척추체성형술은 환자가 엎드린 자세에서 X선 투시기를 이용해 부러진 척추뼈를 확인하면서 진행한다. 해당 부위를 부분마취한 후 5mm 이하의 피부 절개를 해서 주삿바늘을 부러진 척추뼈까지 진입시킨다. 주사기로 의료용 골 시멘트를 주입하면, 주입된 골 시멘트는 척추뼈 속에서 굳는다.

치료는 1시간 정도 걸렸다. 보통 한 개의 척추뼈를 치료하는 경우 30분 정도 소요되는데, 압박골절이 일어난 세 개의 뼈에 순차적으로 치료가 진행되어 다소 시간이 걸린 편이다. 시술을 마치고 할머니의 통증이 거의 사라지자 매

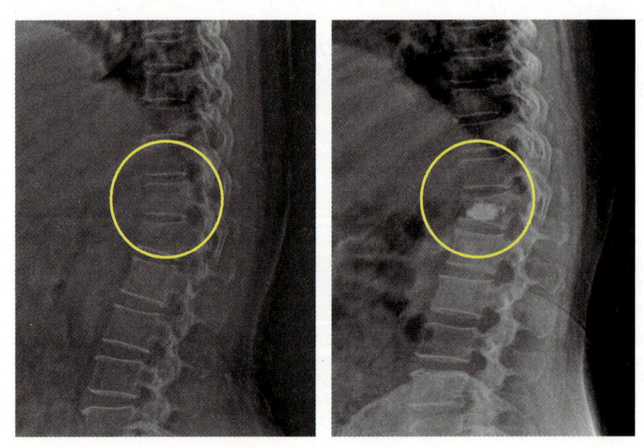

척추체성형술 시술 전 뼈가 납작하게 눌린 모습(왼쪽)
척추체성형술 시술 후 골절 부위에 골 시멘트가 주입된 모습(오른쪽)

우 편안해 보였다. 아드님은 어머니의 얼굴을 보며 "이 좋은 걸 안 하고 어머니를 몇 주간이나 고생시켰다"고 눈시울을 붉혔다.

할머니와 아드님에게 "시술을 한 뼈는 다른 척추뼈보다 더 딱딱하기 때문에 위아래 척추에 부담을 줄 수 있어요. 한 달 정도는 무거운 물건을 들지 마세요. 몸도 무리하시면 안 되고요"라고 주의점을 알려드렸다. 할머니는 "알았어, 의사 양반. 아무리 좋아도 뛰지는 않을게"라며 어린아이처럼 웃으셨다.

● 척추 잡는 인대의 힘을 키우는 인대강화프롤로테라피

척추 질환은 대부분 노화로 인해 발생하고, 노화는 한 번 진행되면 다시 되돌릴 수 없다. 디스크나 척추뼈가 망가졌을 때 이를 보강하거나 이외의 조직을 강화시키는 방법이 최선인 것이다.

인대강화프롤로테라피는 디스크나 척추뼈가 아니라 주변 인대를 강화시켜 허리를 튼튼하게 하는 주사 요법이다. 프롤로란 '증식(proliferation)'을 뜻하는데, 상처 치료에 필요한 조직을 증식시켜 척추와 관절 부위를 튼튼하게 만든다. 몸의 자연치유기전을 활용해 수술 없이 몸의 기능을 정상 상태로 회복시키는 치료법이라 할 수 있다.

먼저 인대와 힘줄에 삼투압을 높이는 물질을 직접 주입한다. 일부러 염증 반응을 일으켜 약해진 조직이 파괴되면서 손상 부위가 회복되고 튼튼한 조직

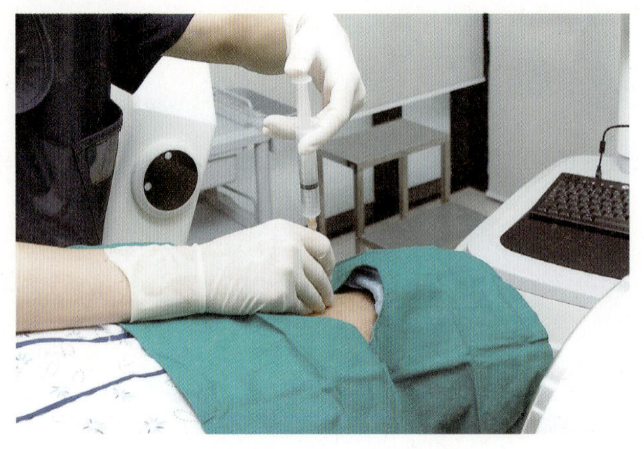

인대강화프롤로테라피 주사를 놓는 모습

으로 재생되도록 돕는다. 인대와 힘줄이 강화되면 허리 또한 튼튼해진다.

① 인대를 강화해 척추를 튼튼하게

예순을 넘긴 박금자 씨는 앉을 때마다 허리에 묵직한 통증이 느껴진다며 우리 병원을 찾았다. "뭐라고 표현을 못 하겠는데, 허리가 눌린 것처럼 묵직하게 아파. 서 있으면 좀 나은데 오래도 못 서 있어." MRI 검사 결과 경증도의 후관절 증후군이 있는 것으로 나타났다. 디스크나 신경의 문제라기보다는 관절과 인대 그리고 근육이 전체적으로 약해진 상태였다. 일단은 척추뼈를 받쳐주는 주변 조직을 튼튼하게 해 관절의 안정성을 회복시켜주는 치료가 필요했다. 약해진 인대를 강화시켜주는 인대강화프롤로테라피를 진행하기로 했다.

인대강화프롤로테라피는 부분마취하에 초음파를 보면서 '텍스트로즈 용액'이라고 하는 주사제를 주입한다. 처음에는 양쪽 관절에, 다음에는 뼈 사이에, 마지막은 뒤쪽 관절에 있는 뼈 사이에 주사를 놓았다. 주사제에는 15~20%의 고농도포도당 용액이 들어 있는데, 일부러 염증 반응을 유도해, 이를 통해 조직이 자연적으로 재생되도록 돕는다.

치료는 2주 간격으로 네 번에 걸쳐 진행됐다. 반복적인 치료를 통해 인대가 점차 강화될 수 있도록 돕는데, 오랜 시간이 걸리는 만큼 자가 치유력을 높이면서 근본적인 치료가 가능해진다. 인대강화프롤로테라피는 통증 완화를 위한 주사제는 아니지만, 인대가 강화되면서 통증 완화 효과도 나타난다. 치료를 받은 박금자 씨는 허리 통증이 서서히 좋아졌고, 치료를 모두 마쳤을 때는 통증의 90% 정도가 사라졌다.

② 다양한 척추관절 질환에 두루 쓰인다

인대강화프롤로테라피로 통증 경감과 인대 강화의 효과가 나타나는 정도는 80~90% 수준이다. 시술 시간이 짧고 방법이 간단하며, 장기간 입원이나 재활 치료가 필요 없다. 시술 당일부터 일상생활이 가능하고 일과 가벼운 운동을 할 수 있다.

다만, 척추관협착증에는 선택적으로 적용해야 한다. 척추관협착증은 인대가 덧자라서 척추관이 좁아지는 질환이다. 척추관 앞의 인대인 전종인대를 튼튼하게 하면 척추관협착증이 더 진행되지 않게 막을 수 있고, 후관절 극간인대에 주사를 놓는 것도 의미가 있다. 하지만 척추 안쪽에 위치한 종인대나 황색인대에 주사를 놓으면 인대가 자라서 척추관협착증을 악화시킬 수 있다. 디스크의 경우는 신경이 눌리고 염증이 생기는 문제를 해결한 후에도 통증이 가라앉지 않고 추가적인 문제가 남아 있는 경우에 적용할 수 있다.

인대의 강화가 필요한 질환

인대강화프롤로테라피는 척추 관절에 발병하는 다양한 질환에 두루 사용될 수 있으며, 시술이 가능한 질환은 다음과 같다.

허리 질환 후관절증후군, 척추불안정증 등
목 질환 후관절증후군, 만성근막통증증후군 등
어깨 관절 질환 오십견, 충돌증후군, 회전근개파열, SLAP병변, 이두박근염 등
팔꿈치 질환 골프엘보, 테니스엘보 등
손목 질환 건초염, 수근관증후군, TFCC병변, 방아쇠손가락증 등
고관절 질환 고관절염, 충돌증후군, 대퇴골두무혈성괴사증, 정액낭염 등
무릎 관절 질환 퇴행성골관절염, 연골손상, 인대손상, 정액낭염 등
발목 관절 질환 골관절염, 연골손상, 인대손상, 건초염, 아킬레스건염, 족저근막염 등

02

····

척추를 바로 세우는 수술 치료

● 척추 수술의 스탠더드, 현미경디스크제거술

예전에는 수술이라고 하면 전신마취를 하고, 15cm 이상 피부 절개를 해야 했기 때문에 수혈도 필요했다. 수술후통증증후군처럼 후유증이 생기는 경우도 있어 환자에게는 큰 부담이었다. 이러한 단점을 보완하기 위해 최근에는 현미경을 이용한 수술이나, 절개 범위를 최소한으로 줄이고 기존의 건강한 조직을 손상시키지 않는 최소침습의 수술법이 시행되고 있다. 수술의 부담은 줄이면서 근본적인 치료를 할 수 있는 다양한 치료법들을 알아보자.

현미경디스크제거술은 디스크 수술이 필요한 환자에게 적용하는 가장 보편

적이고 효과적인 수술 방식이다. 밝은 조명이 갖춰진 넓은 수술 공간에서 현
미경을 이용해 수술을 진행하기 때문에 안전하고 실패율도 낮다.

　현미경디스크제거술은 보통 2~3cm 절개만으로도 수술이 가능하다. 피부
절개를 최소화하면서도 문제가 되는 디스크를 선택적으로 제거할 수 있다. 병
변을 수십 배로 확대해 보여주는 현미경을 활용하기 때문에 가능한 일이다.
현미경을 이용하면 맨눈으로는 확인할 수 없는 세세한 부분까지 직접 확인할
수 있고, 신경을 압박하고 있는 디스크의 모양이나 뼈가 자란 상태, 신경이 눌
린 정도, 그리고 주변의 혈관과 신경 유착 여부도 직접 확인할 수 있다. 때문
에 신경에 손상을 주지 않으면서 문제가 되는 조직만 섬세하게 잘라낼 수 있
다. 석회화된 단단한 디스크 조각이나 요추협착증이 동반된 경우에도 수술이

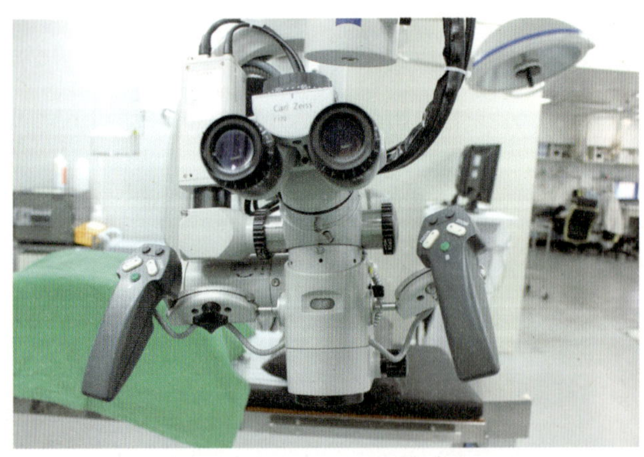

현미경디스크제거술에 사용되는 현미경

가능하다. 현미경디스크제거술은 파열된 디스크 조각과 튀어나온 가시뼈를 제거하거나, 협착증이 있는 척추관을 확장하는 데도 활용된다.

① 나사못고정술이 필요 없다

과거 대표적인 척추 수술은 후방감압술, 후방나사못고정술, 유합술 등이었다. 디스크나 척추관협착증이 발견되면 이 같은 수술을 해야 병변을 치료할 수 있었다. 전신마취를 하고 디스크 뒤에서 조직을 절개해, 터진 디스크와 비대해진 조직으로 접근했다. 어쩔 수 없이 근육은 물론 건강한 척추뼈, 인대와 주변의 여러 조직에 메스를 대야 했다.

이렇게 진행된 수술들은 디스크나 협착 부위, 비대해진 인대를 제거하는 데는 성공적이었지만 여러 가지 부작용을 남겼다. 수술 후 찾아온 가장 큰 문제는 척추가 약해지는 것이었다. 척추 뒤쪽으로 진입해 들어가면서 여러 조직들을 칼로 절개하거나 제거했기 때문에 생기는 부작용이었다. 약해진 허리를 받쳐주기 위한 대안으로 수술 조직 주위에 인공 뼈를 넣고 '나사못'을 박는 고정술을 해야 했다. 척추 수술 하면 나사못을 떠올리는 이유는 바로 이러한 과거의 수술법 때문이다.

현미경디스크제거술은 과거의 수술법과는 완전히 다른 새로운 치료법이다. 우선 절개 부위를 줄여 피부 절개는 2~3cm로 작다. 척추의 뚜껑뼈는 최소로 잘라내고, 거기다 척추의 건강한 조직을 제거하는 과정 없이 수술이 가능하게 했다. 때문에 '나사못고정술'을 하지 않아도 된다.

현미경으로 병변을 확대해보면 육안으로 확인하지 못하는 혈관과 신경까지 구별하며 치료할 수 있다. 건강한 디스크는 최대한 살려두고, 문제가 되는 디스크는 공기드릴과 레이저로 제거한다. 이 수술법의 성공률은 95% 이상이다. 수술이지만 전신마취가 아닌 부분마취로 진행되기 때문에 고령이나 만성질환자에게도 적용할 수 있다.

② 마비와 같은 영구적 손상을 막을 수 있다

49세 박재혁 씨는 아파서 잠을 잘 수가 없다며 병원을 찾았다. 통증이 증상의 전부였다. 그런데 검사를 통해 밝혀진 더 심각한 문제는 오른발이 젖혀지지 않는 것이었다. 그는 "아파서 힘이 안 들어가는 줄만 알았다"라며 대수롭지 않게 생각했고 마비가 온 줄도 몰랐다. 의사 입장에서 통증보다는 마비를 해결하는 것이 급선무였다.

MRI 검사를 해보니 허리뼈 4번과 5번 사이 그리고 5번과 꼬리뼈 쪽에 디스크 탈출이 보였다. 4번과 5번 사이의 디스크는 고주파수핵감압술로 치료가 가능했지만 오른쪽 신경을 누르는 5번과 꼬리뼈 사이의 디스크에는 수술이 필요했다. 수술 이야기를 꺼내자 난감한 얼굴로 "꼭 해야만 하느냐?"고 물었다. 신경을 누르는 디스크를 치료하지 않으면 영구적으로 오른쪽 발목을 쓰지 못할 수도 있다는 이야기에도 겨우 고개를 끄덕일 뿐이었다.

수술은 2cm의 미세한 절개를 통해 현미경으로 병변을 확인하는 현미경디스크제거술로 진행했다. 신경을 누르고 있는 디스크를 직접 보면서 치료하기

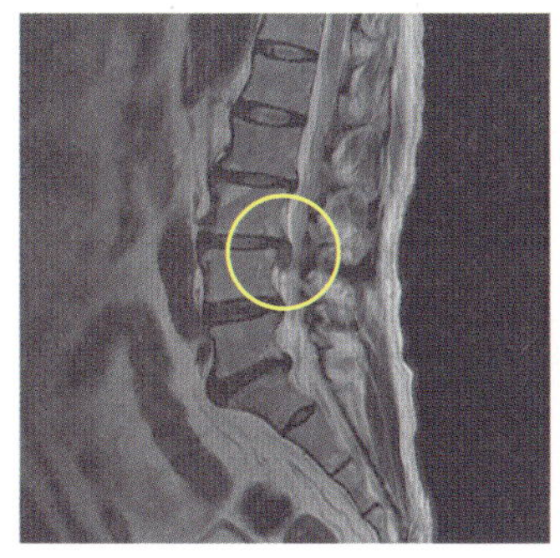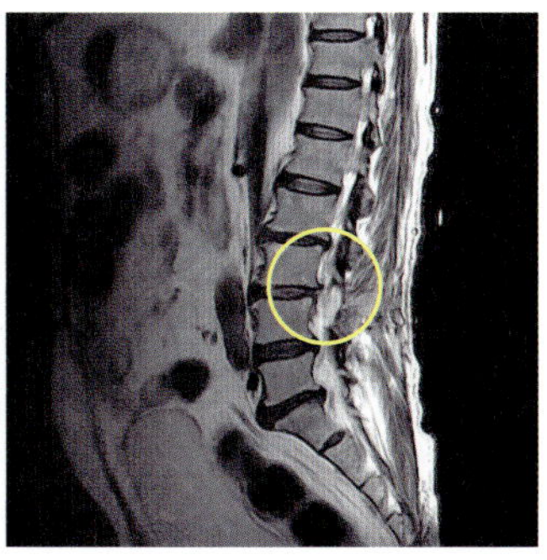

현미경디스크제거술 전 디스크가 탈출된 모습(왼쪽)
현미경디스크제거술 후 디스크가 제거된 모습(오른쪽)

때문에 환자도 의료진도 부담 없이 치료를 할 수 있다. 박재혁 씨는 디스크의 1/4 정도를 제거했다. 수술 후 5일째는 건강한 모습으로 퇴원했다. 퇴원하고 나서 마비와 통증이 대부분 해결되어 직장 생활에도 이상이 없었다. 외래를 찾은 그는 "이번 수술이 제 삶의 터닝 포인트가 됐다"며 "몇 년째 하지 않던 운동을 다시 시작하게 됐다"는 반가운 소식을 전했다.

● 눌린 신경이 펴질 공간을 만드는 협착증현미경확장술

척추관협착증은 노화로 인해 허리가 약해지면서 생기는 대표적인 질환이다. 나이가 들어서 허리가 약해지면 디스크는 망가지고 허리가 흔들리게 된다. 흔들리는 허리는 통증을 유발할 뿐만 아니라 몸 전체에 안 좋은 영향을 미친다. 인체는 흔들리는 허리를 잡기 위한 자구책으로 허리를 받쳐주는 인대를 키운다. 인대를 두껍게 하고, 가시뼈들을 자라게 해서 흔들리는 허리에 안정성을 부여하려고 한다. 그런데 허리를 잡아주는 인대가 너무 두꺼워지면 또 다른 문제가 생긴다. 신경이 지나는 길인 척추관이 좁아지면서 신경에 압력이 가해지는 척추관협착증이 발병한다.

협착증현미경확장술은 인체의 자구책으로 자라난 인대와 뼈들을 제거하면서 신경이 받는 압력을 줄여주는 수술이다. 현미경디스크제거술처럼 현미경으로 진행되고 나사못고정술은 필요 없다. 미세한 염증과 작은 규모의 협착도 쉽게 발견할 수 있고, 정상적인 신경관을 침해하거나 후유증을 남길 우려도 적다. 성공률은 80~90% 정도이다.

① 협착의 재발을 막는다

불과 10여 년 전만 해도 심한 척추관협착증을 앓으면 대부분 나사못고정술을 이용한 감압술로 치료했다. 그런데 환자들의 재발률이 상당히 높았다. 이유는 나사못고정술을 이용한 수술의 한계 때문이었다.

과거 척추관협착증을 치료한 감압술은 등 쪽으로 절개를 해서 척추관의 뚜껑뼈를 잘라내고 신경을 압박하는 디스크와 가시뼈, 인대 등을 잘라내는 수술이었다. 근본적으로 척추관을 넓히는 수술이지만 뚜껑뼈를 들어내기 때문에 어쩔 수 없이 위아래 척추뼈에 나사못을 박는 나사못고정술을 해야 한다.

그런데 쇠못을 박아 고정시킨 뼈마디는 움직이지 못한다. 수술을 받은 척추뼈의 위아래에 위치한 척추뼈들은 자연히 운동성이 커질 수밖에 없다. 그러다 보니 나사못고정술을 받은 척추뼈 주변의 뼈들에 과부하가 걸리고, 이로 인해 2차적인 척추관협착증이 발생한다.

협착증현미경확장술은 지난날 척추관협착증 환자들이 겪어야 했던 재발의 위험성을 획기적으로 낮춘 수술법이다. 현미경을 사용해 2~3cm의 작은 절개로도 척추관과 신경공을 압박하는 조직을 쉽게 확인할 수 있다. 건강한 조직을 절개하지 않고 문제가 되는 디스크와 가시뼈, 인대 등을 제거할 수 있다. 큰 절개가 필요하지 않고 건강한 조직을 제거할 필요가 없으므로, 협착증의 재발에 대한 우려도 사라졌다.

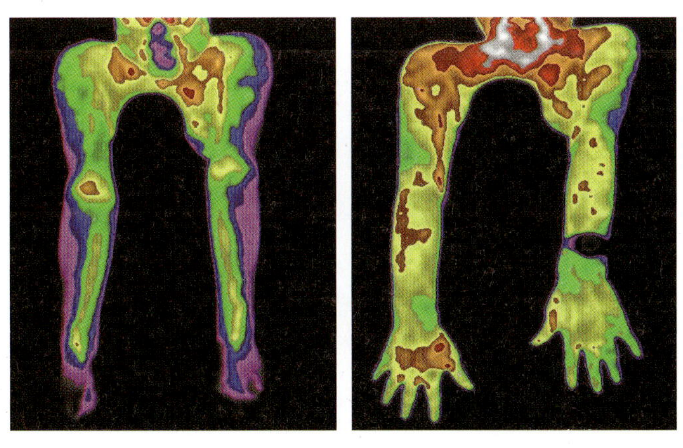

협착증현미경확장술 전 팔 저림이 심한 상태(왼쪽)
협착증현미경확장술 후 혈액순환이 원활해져 색깔이 바뀐 모습(오른쪽)

② 근본적 치료가 가능하다

27세 이명호 씨는 컴퓨터 프로그래머로 활동하다가 4년 전부터 거북목증후군을 앓아왔다. 모니터로 머리가 빨려들어갈 듯이 작업을 계속하니 목뼈의 C자형이 완전히 풀어졌다. 통증이 찾아와도 물리치료만 받고 견디다 목디스크가 심해진 상태에서 겨우 척추전문병원을 찾아 비수술 치료를 받았다. 신경 가지를 없애고 터져 나온 디스크를 줄이는 고주파수핵감압술을 받고 통증은 주춤하는 듯했다. 하지만 얼마 지나지 않아 통증은 다시 찾아왔다.

우리 병원을 찾았을 때 명호 씨의 목디스크는 협착증으로 발전해 있었다. 그는 자세교정과 운동치료를 소홀히 했다고 솔직히 털어놓았다. 병의 진행 속도는 매우 빠른 편이어서 목에서 시작된 오른팔의 통증은 팔의 마비로 이어졌고 명호 씨는 일상생활을 거의 할 수 없게 됐다.

협착증현미경확장술의 주요 치료 대상은 보존적 치료로 더 이상의 효과를 거두기 힘든 척추관협착증 환자로, 통증과 함께 마비가 진행된 환자들이다. 배변 장애나 성기능 장애가 일어난 환자들에게도 효과적인 치료법이다.

협착증현미경확장술을 받은 명호 씨는 다행히 수술 다음날부터 정상적으로 몸의 감각을 회복하고 자유롭게 움직일 수 있게 됐다. 5일 후에는 퇴원해 출근 준비를 했다. 경과를 보기 위해 병원을 찾았을 때는 "이번이야말로 건강을 챙길 수 있는 마지막 기회라는 각오로 열심히 관리를 하라"는 잔소리를 한가득 해주었다.

목디스크 환자 중 80~90%는 경막외유착박리술이나 고주파수핵감압술, 인대강화프롤로테라피로 치료가 가능하다. 디스크가 갑자기 터져 나온 상태이고 변성이 많이 진행되지 않은 경우 치료 성공률은 더 높아진다. 하지만 이러한 비수술 치료로 목디스크가 해결되지 않는 이들이 있다. 약 10~20%의 환자들은 디스크의 변성이 심해 비수술 치료로 통증의 호전을 기대하기 어렵다. 이들에게 제안할 수 있는 수술 중 하나가 인공디스크치환술이다.

인공디스크치환술은 퇴행성 질환에 의해 운동치료 등 보존적 치료에도 심각한 통증을 호소하거나 디스크 변성으로 증상이 악화된 환자에게 주로 시행한다. 병변이 있는 디스크를 제거하고 인공디스크로 대체하는 수술로, 척추의 운동성은 그대로 유지시킨다.

최근에 개발된 인공디스크는 우리 몸의 디스크처럼 움직임도 좋게 만들어져 예후가 좋다. 기존 고정술의 단점이었던 움직임이 어렵고 퇴행성 변화가 찾아오는 부작용도 보완했다. 수술 후 목 운동에 제한이 적고 관절의 운동성도 유지되므로, 인접 관절의 퇴행성 변화도 적게 찾아온다.

① 다시 자유롭게 움직일 수 있다

초기의 디스크 치료는 물리치료와 주사치료와 같은 보존적 치료를 하는 것이 원칙이다. 실제 80~90% 정도의 디스크 환자는 6개월 정도는 약물치료와 신경치료와 같은 보존적 치료만으로 증세의 호전을 기대해볼 수 있다. 하지만 통증이 개선되지 않거나, 개선 속도가 너무 더뎌 일상생활에 크게 지장을 받는 경우, 디스크가 심하게 탈출해 신경을 압박하여 마비 증상과 운동성 제한이 나타나는 경우는 보존적 치료를 넘어선 수술을 고려해야 한다. 유합술이나 인공디스크치환술은 대표적인 디스크 치료 수술이다.

인공디스크치환술은 디스크의 변성이 심각하고 사용이 어려운 경우, 신경 압박이 심한 경우, 디스크의 재발이 잦은 경우에 실시한다. 비교적 안정적인 최소절개 방식으로 진행하면 출혈이나 부작용의 위험을 줄일 수 있다. 이 수술의 가장 큰 장점은 수술 후에도 이전과 같은 자유로운 움직임이 가능하다는 것이다. 척추뼈를 고정시키지 않기 때문에 수술 부위 위아래의 척추뼈에 퇴행이 일어날 가능성이 줄어들어 2차 수술의 위험도 적다. 척추고정술이 3개월 정도의 긴 회복기를 필요로 하는 것에 비해 회복 기간도 짧은 편이다. 하지만 매우 섬세한 고난이도 수술 기법을 요하기 때문에, 풍부한 경험을 가진 전문 의료진의 집도 아래에 진행되어야 치료 효과를 극대화할 수 있다.

② 자신의 일터로 돌아갈 확률 90% 이상

흔히 목디스크의 증상이라고 하면, 뒷목이나 어깨, 팔 등에 생기는 통증을 떠올리기 쉬운데 꼭 그런 것만은 아니다. 뒷목 통증부터 저림, 감각 둔화 등의 증상이 서서히 나타나는 경우가 대부분이다. 때문에 환자 스스로 목디스크를 자각하는 경우는 많지 않다. 손힘이 약해지거나 손가락에 감각 이상이 있거나 칼로 베는 듯한 통증, 한쪽 팔의 특정 부위에만 나타나는 저린 증상, 팔에 힘이 없고 휘청거리는 증상, 원인 모를 두통이 장시간 계속되기도 한다.

우리 병원을 찾아온 30대 프리랜서 여행작가 김가현 씨는 심각한 두통을 호소하며 우리 병원을 찾았다. 하루 종일 휴대전화를 끼고 살고, 여행을 다니면서도 줄곧 사진을 찍고, 한 번 작업을 시작하면 10시간도 넘게 컴퓨터와 씨름하는 생활을 해왔다. 그럼에도 목디스크를 걱정해본 적은 한 번도 없었다. 젊은 나이였고, 목이나 어깨의 통증은 크지 않았다. 몇 달간 오로지 두통을 해결하기 위해 내과를 찾아다녔다. "검사 결과 별다른 이상은 없어요. 신경성일 가능성이 큰데요"라는 말만 반복해서 들었다. 그러던 어느 날 같이 일하는 잡지사 기자로부터 "혹시 모르니 척추전문병원을 찾아가 보라"는 이야기를 들었다. 지인의 소개로 우리 병원에 진료 예약까지 하게 됐다.

검사 결과 목의 디스크가 심하게 눌린 상태였다. 비수술 치료로 해결하기에는 무리가 있었다. 인공디스크치환술에 대한 이야기를 꺼내자 가현 씨는 "수술 후에도 여행을 다니고 사진을 찍을 수 있을까요?" 하고 물었다. 수술 자체에 대한 걱정도 있었지만, 일을 계속하지 못할 수 있다는 두려움이 더 큰 것 같았다. "90% 이상의 환자들이 수술 후에도 일을 합니다. 가현 씨도 회복기를 거쳐 다시 일을 하실 수 있을 겁니다"라고 답했다. 사실이다. 우리 병원에서 인공디스크치환술을 받은 대다수의 환자들은 회복 후 자신의 일터로 돌아갔다. 재발을 경험하는 환자들도 매우 적었다. 수술 경과에 대한 자세한 설명을 들은 가현 씨는 두려움을 내려놓고 수술실로 향했다.

인공디스크치환술은 마취 상태에서 목의 앞쪽을 약 3~4cm 정도 절개한 뒤 현미경을 통해 병변을 관찰하면서 진행한다. 신경을 누르고 있는 디스크와 돌출된 뼈를 제거하고, 그 자리에 특수 재질로 제작된 인공디스크를 삽입하는 수순이다. 입원 기간은 일주일 정도로, 가현 씨는 회복기를 거쳐 일상으로 돌아갈 수 있었다.

● 디스크 통증의 재발을 막는 최소침습척추유합술

척추유합술은 여러 개로 이루어진 척추의 분절 중 몇 개를 하나의 분절로 만드는 수술이다. 두 개 또는 그 이상의 척추뼈가 하나로 기능하도록 만드는 수술로, 척추 수술 중에서는 가장 큰 수술이다. 기존의 수술법 중에서는 가장 널리 이용되고 검증된 수술법이라고 할 수 있다.

디스크를 제거한 후 빈 공간에 넣는 대체물로는 자가뼈, 인공뼈 등이 있다. 나사못은 대체물이 완전히 유합될 수 있도록 도와주는 보조기구로 사용된다. 정확한 기구 고정과 세밀한 뼈 이식 등 고도의 수술 기법이 필요하기 때문에 수술을 집도하는 의료진은 많은 훈련과 경험이 축적되어야 좋은 결과를 얻을 수 있다.

최근에는 기존의 유합술이 갖는 단점을 보완하기 위해 '최소침습척추유합술'이 개발되었다. '침습(invasion, 侵襲)'이란 비병원성 또는 병원성의 세균이 체내에 들어가 조직 내로 들어가는 것을 말한다. 최소침습이란 '생체에 대한 상해를 최소한으로 한다'는 뜻으로 꼭 필요한 부분만 절개해 근육의 파손을 최소화한 치료법이다.

기존의 유합술은 디스크로 다가가기 위해 척추 중앙으로 접근해 근육을 뼈에서 떼어내고 수술했지만, 최소침습척추유합술은 척추 측면에서 근육 사이로 접근해 근육 손상을 최소화한다. 2~3cm의 작은 절개로 출혈이 적고 흉터도 작기 때문에 회복이 빠르다.

① 유합술의 장점은 유지하고 단점은 보완하고

원래 유합술은 척추관협착증이나 척추불안정증 환자에게 행해지던 수술법이다. 다리가 저리거나 마비 증상을 보이는 척추분리증, 척추전방전위증 환자와 척추측만증 환자에게도 실시됐다. 디스크내장증과 같은 난치성·퇴행성 척추질환과 심한 디스크탈출증도 치료했다.

하지만 시간이 지나면서 척추뼈와 근육의 절개 범위가 광범위하다는 단점이 부각되기 시작했다. 척추 수술로는 가장 큰 범위의 절개가 필요했고, 뼈를 떼어내야만 했기 때문에 척추뼈가 약해지는 것을 피할 수 없었다. 회복 기간은 길고, 수술 후 통증을 호소하는 환자도 많았다.

유합술이 가지는 척추 강화라는 장점은 유지하면서 단점은 보완하는 수술법으로 최소침습척추유합술이 개발됐다. 이미 10여 년 전인 2004년 경희의료원 정형외과 연구팀은 기존 수술과 최소침습적 수술을 비교해 최소침습적 치료의 효과를 입증해냈다. 통증의 경감 정도와 출혈량, 보행 시작일 등을 비교했을 때 치료 효과가 월등히 좋았다.

최소침습척추유합술은 최소의 범위로 절개가 이루어진다. 또 인공뼈를 넣을 때 기존 유합술에 비해 신경 손상의 위험도가 낮다. 수혈을 받는 경우도 드물다. 입원 기간은 5일 정도로, 기존 유합술의 2주에 비해 짧다. 피부 흉터 역시 기존 유합술의 1/3인 5cm 정도이다.

② 수술도 중요하지만 관리도 중요하다

만성적인 허리 통증에 시달리던 차상환 씨는 우리 병원에서 최소침습척추유합술을 받았다. 개인 사업을 하는 그는 오래전부터 자신이 척추불안정증과 척추전방전위증을 앓고 있다는 것을 알고 있었으나 선뜻 수술을 결정하지는 못했다. 5일 정도의 입원 기간을 빼기 위해 회사 일정을 조정하는 것이 가장 큰 문제였다. 시간이 지날수록 통증은 조절되지 않고, 통증 때문에 사회생활이 힘들어지자 비로소 수술을 결정하게 됐다.

수술을 마치고 4시간 후에 회복실에서 보조기를 하고 있는 그를 만났다. 최소침습척추유합술을 마친 환자는 8시간 정도 안정을 취한 후 보조기를 착용하면 화장실을 다니는 등 가벼운 활동을 시작할 수 있다. 그는 통증이 사라졌다며 앞으로의 생활에도 높은 기대감을 보였다. 5일 후 퇴원하는 날 간호사는 차상환 씨를 붙잡고 "6개월 정도는 사후 관리를 해야 한다"며 신신당부를 했다고 한다.

대부분의 척추 수술은 수술 자체도 중요하지만 사후 관리도 매우 중요하다. 1~2주는 봉합 부위의 실밥을 제거할 때까지 병원을 방문해 소독을 해야 한다. 실밥 제거는 수술 후 10~14일 정도에 하는데, 이때부터 소독이 필요 없고 샤워도 가능하다. 수술 후 6주까지는 오래 앉아 있거나 힘든 활동은 피하는 것이 좋다. 허리를 구부리거나 돌리는 자세는 피하고, 되도록 1시간 이상 앉아서 지내는 것도 좋지 않다. 허리 근육을 강화하기 위해 하루에 두 번씩 30분 정도 걸으며 운동하는 것은 좋다. 수술 후 3개월부터는 수영이나 등산 등 스포츠 활동도 가능하다.

수술을 마치고 6개월쯤 지났을 때 차상환 씨가 병원을 찾아왔다. 밝은 표정으로 진료실에 들어온 그는 골프 여행을 가도 되겠느냐고 물어왔다. 거래처 사장들과 골프 여행을 가려고 하는데 꼭 가고 싶다는 것이었다. 조금 난감한 상황이었다. 검사상으로 유합은 잘 됐고, 수술 후 6개월이 지났으니 대부분의 운동은 가능하다. 그러나 골프는 허리에 그다지 좋은 운동이 아니다. 회복된 그를 앉혀두고 "허리 강화를 위해 다른 운동도 꼭 해야 한다. 허리는 그대로 두면 또 아플 수 있으니 지속적인 관리가 필요하다"며 한참 동안 잔소리를 했다.

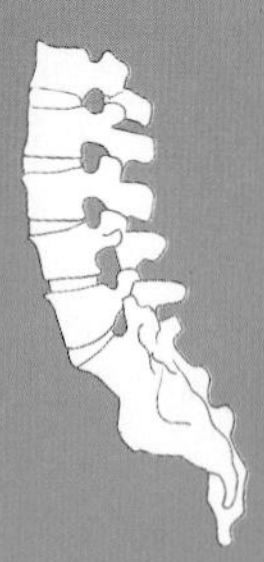

척추 질환은 '치료'도 중요하지만 통증의 재발을 막는 '관

리'도 중요하다. 통증은 치료를 통해 사라지더라도 척추가

약해지는 노화는 언제나 현재진행중이기 때문이다.

Part 4

척추 건강을 지키는 관리 노하우

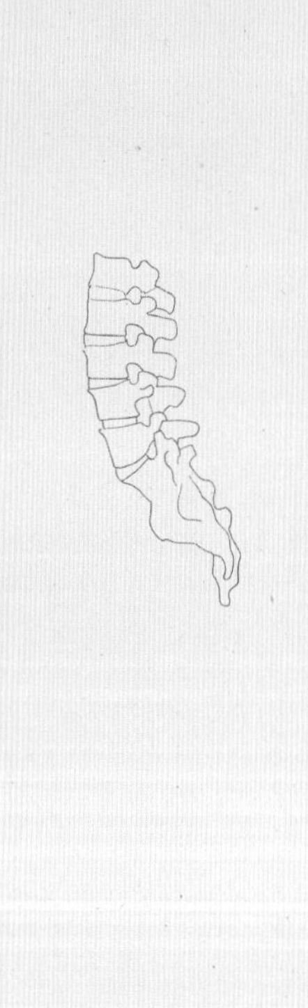

척추를 바로 세우는 생활 습관

● 바르게 서고 앉기

척추 관리의 시작은 척추에 부담을 주지 않는 바른 자세를 생활에서 습관화하는 것이다. 바른 자세가 중요한 이유는 척추의 굴곡이 자연스럽게 유지되기 때문이다. S자 모양의 척추는 인체의 기둥 역할을 할뿐 아니라 몸속 디스크를 안전하게 유지시켜준다. 디스크의 안전성은 인체에서 매우 중요한데, 그 이유는 인간이 몸을 뒤로 젖히거나 앞으로 숙일 때 디스크 속 수핵도 앞뒤로 이동하면서 몸의 균형을 맞춰주기 때문이다. 수핵의 이러한 움직임 덕분에 인간은 균형을 잃지 않고 자세를 유지할 수 있다고 해도 과언이 아니다.

그런데 우리 몸이 S자 모양의 굴곡을 잃어버리면 수핵이 정상 범위를 넘어서 이동하게 된다. 잘못된 자세가 오래 유지되어 몸이 과도하게 젖혀지거나 일직선 척추가 되면 디스크 질환이 발병할 수밖에 없다. 그만큼 평소 바른 자세를 유지해야 척추 건강을 지킬 수 있다.

척추를 부분적으로 끊어서 보자면 목은 C자형, 가슴은 역C자형, 허리는 다시 C자형 커브를 이루어야 한다. 목의 C자 커브를 위해서는 앞으로 목을 빼기보다는 턱 쪽으로 당겨야 한다. 가끔 환자들 중에 C자 커브를 유지하기 위해 목을 빼고 있어야 한다고 잘못 알고 있는 이들도 있는데, 목을 앞으로 길게 빼는 것은 목뼈를 일자형 구조로 만든다. C자 커브가 무너지면서 거북목이나 일자목이 되기 쉽다.

가슴은 자연스럽게 역C자형을 이룬다. 갈비뼈들이 있기 때문에 가슴뼈의 운동 범위는 넓지 않다. 때문에 가장 안정적이고, 디스크가 발생할 위험도 낮다. 하지만 이러한 안정성만을 믿고 너무 심하게 몸을 앞으로 숙이는 것은 좋지 않다. 어깨 근육이 긴장하면서 통증을 유발하기 쉽다. 최대한 등을 펴고 생활하는 습관을 들여야 한다.

척추뼈 중에서 가장 유동 범위가 큰 허리는 질환이 가장 많이 생기는 부분이기도 하다. 앞이나 뒤로 척추가 기울어 일자형 허리가 되면 디스크의 중심이 이동하면서 갖가지 질환이 생기기 쉽다. C자 커브를 위해서는 허리를 바로 세우고, 항문과 배에 힘을 주는 연습을 하는 것이 좋다. 척추뼈의 S자 커브가 무너져 있지는 않은지 수시로 체크하면서 자세를 교정하는 훈련이 필요하다.

우선 바르게 서서 생활하는 것부터 시작해보자. 오래 서서 일할 때, 물건을 옮길 때, 허리에 부담을 주지 않는 자세를 익히는 것이 좋다. 물건을 옮길 때는 앞으로 안는 것보다 등 뒤로 메는 것이 좋다. 가방을 이용하면 보다 안정적이다. 어린아이를 데리고 먼 거리를 갈 때는 앞으로 안기보다 아기띠를 이용해 등에 업는다. 아기띠나 포대기는 아기의 무게를 어깨와 등, 허리에 골고루 분산시켜 허리의 부담을 줄여준다. 장시간 서서 일을 해야 할 때는 양발을 올릴 수 있는 발판을 이용한다. 한 발씩 번갈아 가며 발판 위에 놓으면 척추에 가는 부담을 줄일 수 있다.

다음으로 작업 환경을 자신의 인체에 맞게 바꾸는 것도 중요하다. 작업대를 허리 높이로 맞추는 것, 앉아 있을 때 척추의 부담을 덜어주는 의자를 사용하는 것, 장시간 서 있을 때를 대비해 발판을 준비하는 것, 모니터의 높이를 눈높이로 조절하는 것, 앉아서 작업할 때를 대비해 낮은 의자를 준비하는 것 등이 대표적인 예라고 할 수 있다.

비 온 뒤 처마에서 떨어지는 낙숫물이 바위를 뚫는다는 이야기가 있다. 척추에 대한 생각 없이 편하게 앉아 생활하는 것과 바른 자세를 인식하면서 습관을 고쳐나가는 것은 10년, 20년 후 엄청난 차이를 만든다. 바른 자세를 인식하고 노력하다 보면 자세는 조금씩 좋아진다. 자세가 좋아지면 척추의 노화가 늦춰지고 자연히 척추 질환도 줄어든다.

척추를 교정하는 동작

벽에 등을 붙여 서는 훈련은 척추 질환자들이 운동치료를 할 때 하는 첫 번째 과정이다. 뒤통수와 등, 허리, 엉덩이, 종아리, 발뒤꿈치까지 벽에 붙이고 서는 연습을 1분간 해본다. 자세를 유지하고 벽에 붙어 있기가 생각만큼 쉽지 않다. 특히 허리와 벽 사이에는 어느 정도 공간이 생기기 마련이다. 배꼽에 힘을 주어 당기는 듯한 자세를 취해야 허리를 벽에 붙일 수 있다. 이런 훈련을 반복하면 바른 자세로 서는 데 도움이 된다.

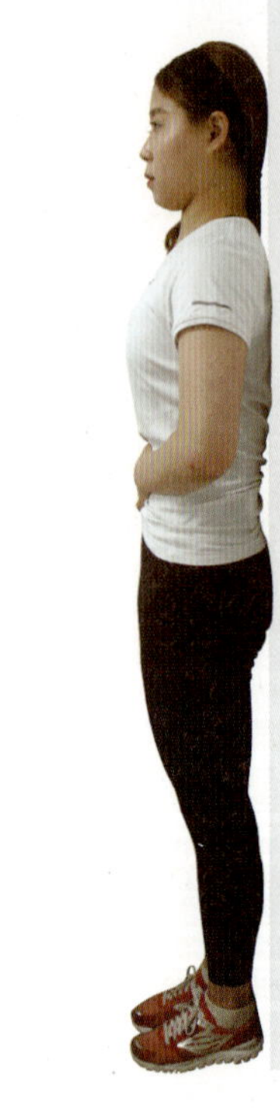

벽에 등을 붙이고 서는 자세를 매일 1~2분 씩 하면 척추 교정에 좋다.

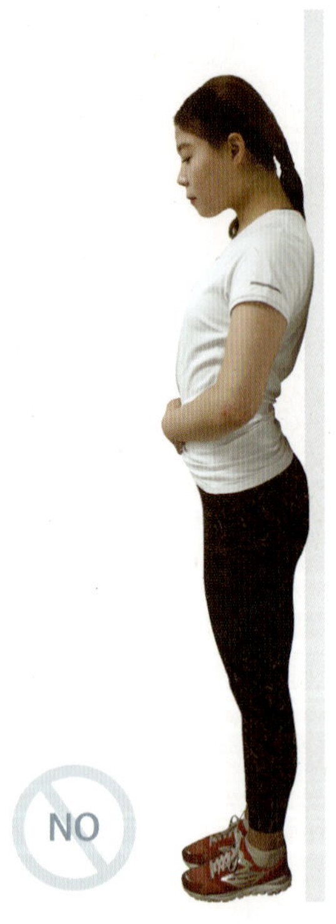

자세가 좋지 않은 경우 벽에 허리가 닿지 않는다.

서 있을 때

바르게 서는 자세의 원칙은 간단하다. 정면에서 봤을 때는 좌우대칭이 되는 것이 중요하다. 한쪽 어깨나 한쪽 골반이 올라가지 않고 수평을 유지하도록 한다. 옆에서 봤을 때는 귓불과 어깨의 견봉, 골반의 대퇴 옆 튀어나온 뼈, 다리의 복숭아뼈가 일직선이 되면 바르게 선 자세이다.

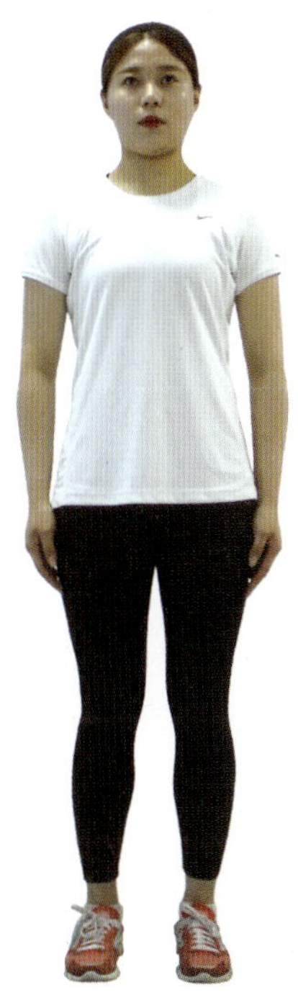

정면에서 봤을 때 어깨와 골반이 좌우대칭을 이루게 한다.

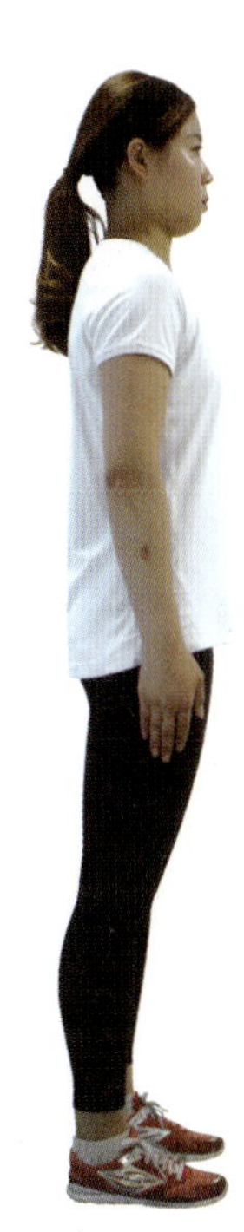

측면에서 봤을 때 귀와 어깨 중앙, 무릎, 발목이 일직선이 되게 한다.

물건을 들 때

물건을 들 때는 무릎을 굽혀 다리 힘으로 들어 올린다. 선 채로 허리만 숙여 물건을 들 때는 가만히 서 있을 때보다 허리에 3~4배 정도의 부담이 가중된다. 지렛대로 사용되는 허리가 심한 하중을 받아 디스크가 버티지 못하고 밀리거나 파열되기도 한다.

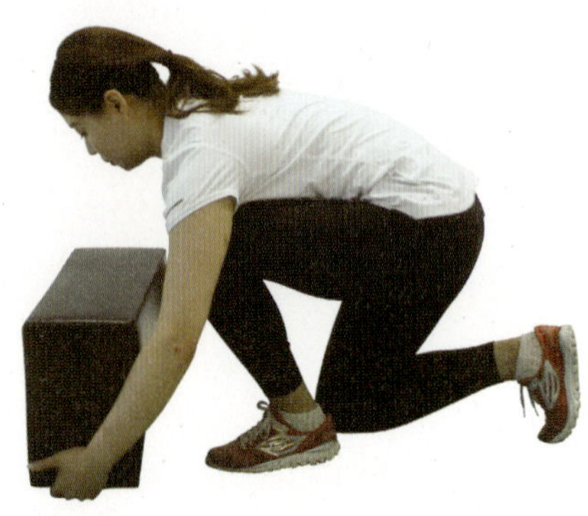

척추를 곧게 펴고
무릎을 굽혀 물건을 집는다.

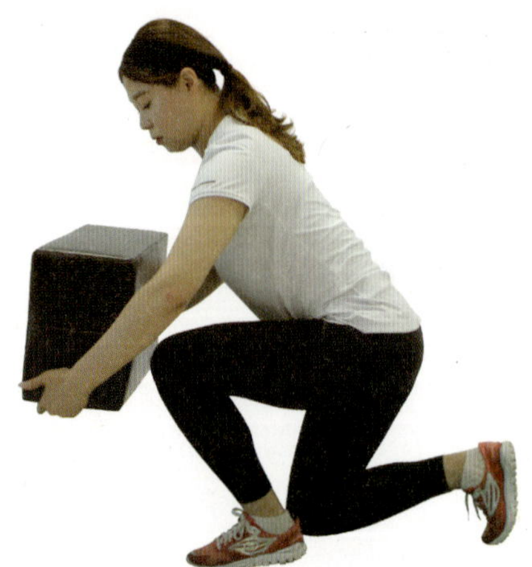

다리 힘을 이용해 물건을
들어 올리는 것이 좋다.

잘못된 자세가 척추를 망가뜨리는 방법

직장인이나 학생은 앉아서 생활하는 시간이 길다. 하루 최소 8시간, 길면 12시간 이상을 앉아서 지낸다. 앉아 있는 자세는 서 있는 자세보다 편하게 느껴져 척추에도 더 나을 것이라고 생각하는데 사실 그렇지 않다. 서 있는 자세에서 척추가 받는 하중이 100이라면, 앉아 있을 때는 140의 하중을 받는다. 척추 전문가들이 바르게 앉는 자세를 강조하는 것은 이 때문이다.

사무실이나 학교에서 특별히 자세를 의식하지 않고 편하게 앉아 있다 보면 목은 앞으로 빠지고 허리는 심하게 굽는다. 특히 모니터를 보면서 생활하는 경우, 모니터 위치가 눈높이와 맞지 않으면 자세는 쉽게 흐트러진다. 하루 중 대부분의 시간을 이러한 잘못된 자세로 있게 되면 척추는 금세 망가진다.

최근에는 스마트폰 때문에 척추 질환이 급격히 증가하고 있다. 스마트폰을 보면서 시선을 아래로 둔 채 오랫동안 앉아 있다 보면 근육이 뭉치면서 통증이 생기고 척추에도 무리가 간다. 머리가 앞으로 쭉 빠지는 거북목과 등이 활처럼 휘면서 앞으로 쏠리는 라운드 숄더(후만증) 증세도 나타난다. 어깨 결림과 요통, 두통도 생기기 쉽다.

척추 환자 중에는 습관적으로 다리를 꼬고 앉는 이들도 많다. 다리를 꼬고 앉으면 꼬는 쪽 다리가 늘어지면서 양다리의 근육 길이와 골반 위치가 달라진다. 장기적으로 보면 골반의 높이와 근육의 길이가 달라지면서 몸의 불균형이 생긴다.

앉아 있을 때

척추를 위해서는 맨바닥에 앉는 것보다 등받이가 있는 의자를 사용하는 것이 낫다. 어쩔 수 없이 맨바닥에 앉더라도 등받이가 있는 좌식의자를 이용하는 것이 좋다. 다리는 양반 다리로 꼬고 앉는 것보다 쭉 펴는 것이 낫다. 의자에 앉을 때는 엉덩이를 최대한 깊숙이 넣고 등받이에 기대서 목부터 허리까지 꼿꼿이 세우는 자세를 취한다. 이때 아랫배에 힘을 주면 더 좋다.

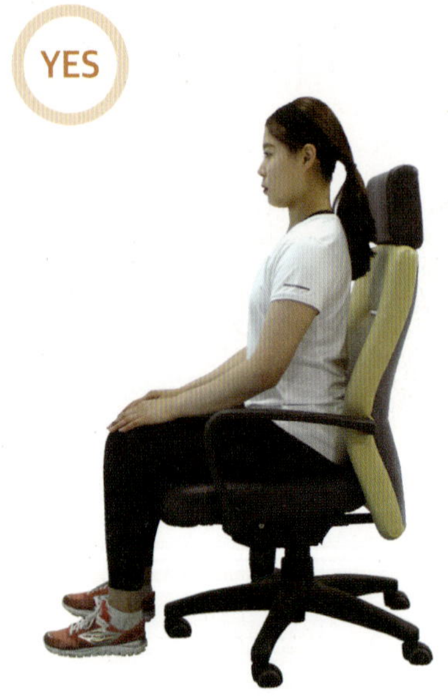

엉덩이를 깊숙이 밀어 넣고 등받이에 기대 목부터 허리까지 곧게 편다.

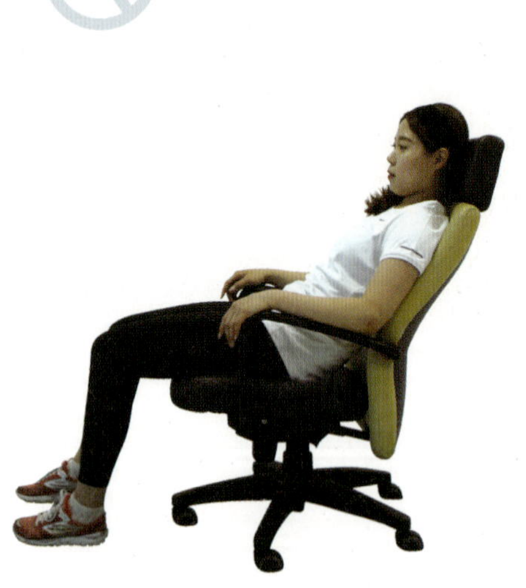

앞으로 머리를 빼거나 허리를 심하게 젖히는 자세는 목과 허리에 부담을 준다.

등받이는 자신의 체형에 맞게 최대한 조절해서 사용한다. 등받이가 너무 뒤로 젖혀진 것은 좋지 않다. 과하게 뒤로 젖혀지면 허리가 그대로 뒤로 넘어가기 때문에 근육에 무리하게 힘이 들어간다. 목과 어깨의 근육이 받는 부담까지 고려해 등받이를 몸에 맞추는 것이 좋다.

자동차를 운전할 때는 좌석의 등받이를 조금 세우고 무릎이 살짝 올라갈 수 있도록 의자를 조절한다. 장시간 한 자세로 운전하는 것은 피해야 한다. 50분간 운전을 한 후에는 반드시 쉬는 시간을 갖는다. 아이들의 경우 의자가 높아서 발이 바닥에 닿지 않을 수 있는데, 발판을 사용해 발이 안정적으로 바닥에 닿도록 해주어야 한다.

앞서 강조했듯 앉는 자세가 척추에 많은 부담을 주는 만큼 수시로 몸을 움직이는 스트레칭이 필요하다. 알람을 사용해보는 것도 좋다. 30분이나 50분 간격으로 타이머를 맞춰놓고 알람이 울릴 때마다 자세를 체크하며 스트레칭

---

tip

장시간 컴퓨터 사용 시 주의할 점

노트북을 사용할 때 자연스럽게 고개를 숙이는 자세를 취하게 되는데, 이때 목에 많은 부담이 간다. 되도록이면 자판과 모니터를 분리해서 정면을 보면서 작업할 수 있도록 한다. 노트북보다는 데스크톱의 사용을 추천한다. 책을 볼 때도 마찬가지로 독서대를 이용한다. 받침대 위에 독서대를 올려놓아 목이 앞으로 빠지거나 시선이 아래로 떨어지지 않도록 한다.

을 해준다. 잠깐이라도 의자에서 엉덩이를 떼고, 허리와 다리를 풀어주는 것
만으로도 척추 건강에는 큰 도움이 된다.

● 바르게 그리고 자주 걷기

동의보감에는 '좋은 약을 먹는 것보다 좋은 음식을 먹는 것이 낫고, 좋
은 음식을 먹는 것보다 걷는 것이 더 좋다'는 글이 있다. 걷기는 그만큼 건강
에 좋은 영향을 미친다. 또한 기구를 활용하지 않으면서 가장 쉽고 안전하게,
난이도를 스스로 조절하며 할 수 있는 운동이기도 하다. 모든 운동의 기초가
걷기인 것은 이러한 장점 덕분이다. 그뿐만 아니라 걷는 자세만 바로잡아도
에너지 소비량을 20% 정도 늘릴 수 있다는 연구 결과가 있다. 고개를 들어 정
면을 응시하고, 어깨를 펴고, 배에 힘을 주면서 걸으면 몸의 긴장이 올라가고
에너지를 더 소비하게 된다.

그런데 흔히 걸을 때 '발바닥 전체로 바닥을 딛는' 잘못을 한다. 발바닥 전
체로 한꺼번에 딛게 되면 충격 흡수가 안 돼 척추에 압력이 가해진다. 디스크
는 뼈와 뼈를 연결해주는 '관절의 역할'을 하면서 충격이 발생하면 이를 흡수
해서 뼈와 뼈가 부딪히지 않도록 하는 '충격 흡수의 기능'도 한다. 걸을 때 충
격이 클수록 디스크는 그만큼 쉽게 망가진다. 바른 보행은 발이 받는 충격을
줄이면서 디스크가 받는 충격도 최소화해 척추 건강을 지켜준다.

가끔 환자들 중에 "신발 밑창을 보면 발뒤꿈치 바깥쪽이 먼저 닳는데, 보행에 문제가 있어서 그런 것은 아닌가요?" 하고 묻는 분들이 있다. 심하게 닳는 것만 아니라면 크게 걱정할 필요는 없다. 바르게 걸으면 신발의 밑창은 발뒤꿈치 바깥쪽이 먼저 닳는다. 왜냐하면 우리 발에는 가운데에 움푹 들어간 아치가 있다. 발뒤꿈치를 붙이고 섰을 때 5~7도 정도 약간 벌어져 있는 것이 정상이다. 완벽한 11자로는 걷지 못하기 때문에 신발 밑창의 바깥쪽이 먼저 닳는 것이 자연스럽다.

반대로 발뒤꿈치 안쪽이 먼저 닳는다면 보행에 문제가 있는 경우라고 봐야 한다. 흔히 아치가 많이 무너져 있거나 안짱다리처럼 발목이 안쪽으로 꺾여 있는 경우 안쪽이 먼저 닳을 수 있다. 이때는 보행 문제를 해결하는 것이 좋다. 정상적인 보행을 하지 못하면 발목은 심한 스트레스를 받고, 이 스트레스는 종아리를 타고 올라가 무릎과 대퇴까지 영향을 미친다. 뼈는 관절로 연결되어 있기 때문에 발목 하나의 문제가 골반의 높이, 척추 건강에까지 영향을 미치게 된다. 보행에 문제가 있다면 반드시 해결해야 한다.

상황별 바른 걷기 자세

바르게 걷기가 얼마나 중요한지 알았다면 이제 생활 속에서 제대로 실천해보자. 척추 질환을 앓고 있는 사람이라면 걷는 자세를 바르게 하는 것만으로 체력적인 부담과 통증을 줄일 수 있으니 말이다. 조금만 걸었을 뿐인데 쉽게 피로감을 느낀다면 걷는 자세가 잘못된 것은 아닌지 꼭 체크하고 앞서 언급한

걸을 때

바른 걷기 자세는 발을 내딛을 때 발목을 세워 체중이 발뒤꿈치부터 발가락까지 차례로 지면에 닿도록 하는 것이다. 이때 턱은 약간 당기면서 10~15m 앞을 바라보며 걷는다. 팔은 자연스럽게 앞뒤로 흔들면서 배꼽을 살짝 당겨 허리에 붙인다는 느낌으로 배에 힘을 주고 걸으면 허리와 등을 곧게 펼 수 있다.

발바닥에 실린 체중은 발뒤꿈치에서 발의 바깥쪽, 그리고 발가락에서 엄지발가락으로 이동한다. 체중이 발뒤꿈치에서 엄지발가락으로 빠져나가듯이 걸으면, 체중의 중심이 자연스럽게 앞으로 나가고 척추에도 부담을 주지 않는다. 체중이 골고루 분산되므로 몸이 받는 충격도 작아진다.

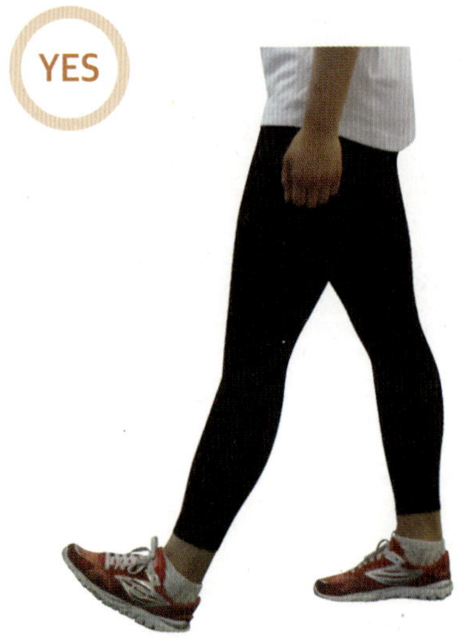

발목을 세워 발뒤꿈치부터 내딛어야 한다.

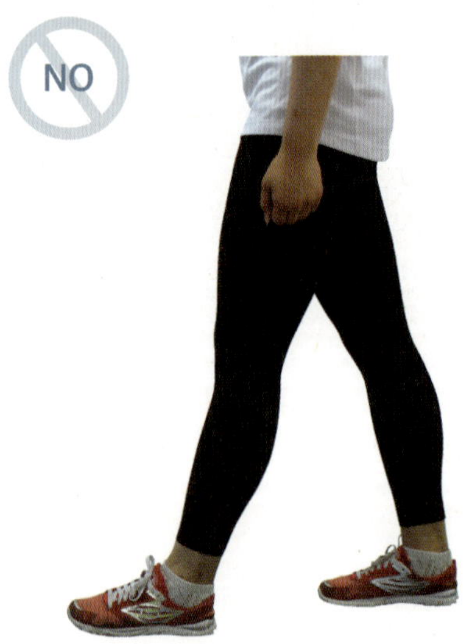

발바닥이 한꺼번에 바닥에 닿는 것은 잘못된 걷기 자세이다.

바른 걷기 자세를 다시 한 번 살펴보자.

그런데 막상 걸으려고 나가 보면 평지만 걷는 것은 아니다. 높고 낮은 경사로가 상당히 많은데, 잘못 걸으면 숨이 차고 다리에 근육통이 생길 수 있다. 경사로를 오를 때는 양발과 무릎이 정면을 향하고, 상체를 약간 앞으로 굽혀주는 것이 좋다. 무릎은 자연스럽게 구부린다. 내딛는 발바닥에 몸의 중심을 옮기며, 발끝이나 발뒤꿈치를 사용하지 않고 발바닥 전체로 안정감 있게 내딛는다. 급한 경사면을 오르는 경우에는 상반신을 구부리지 말고, 가능한 한 똑바로 서서 걷도록 한다. 딛고 오를 때 엉덩이에 힘을 주면 좋다.

척추가 받는 압력을 고려할 때 올라가는 것보다는 내려가는 것에 더 신경 써야 한다. 체중이 중력과 함께 아래쪽으로 향하면서 무릎이나 발목에 과부하가 걸리기 쉬운 탓이다. 경사로를 내려갈 때는 보폭을 작게 하고 발바닥을 바닥에 모두 붙이면서 천천히 내려오도록 한다.

걷기의 운동 강도는 건강한 사람을 기준으로 체력의 60% 이내로 하는 것이 적당하다. 심박수가 올라가면 심박출량이 많아지면서 혈류량이 증가한다. 그에 따라 체온이 상승하고, 체내 노폐물이 배출되어 대사능력과 면역력이 좋아진다. 이 때문에 "걷기만 했는데 다 나았다"고 하는 만성질환자들을 자주 볼 수 있다. 척추 질환자 가운데 꾸준히 잘 걷기만 해도 증상이 눈에 띄게 좋아지는 이유는 간단하다. 걸을 때마다 전해지는 자극은 칼슘 흡수를 도와 뼈를 단단하게 해주고, 바르게 걸어서 혈액순환이 빨라지면 통증 부위에 신선한 피와 산소가 공급된다. 자연히 조직이 튼튼해지고 건강해진다. 노폐물도 빠르게 빠져나간다. 질병이 낫고 통증이 사라지는 경험을 하려면 일단 잘 걸어야 한다.

● 척추 질환자가 하지 말아야 할 자세 세 가지

척추 질환이 있는 경우 척추에 부담을 주거나 위험한 자세는 취하지 않는 것이 최선이다. 특히 무거운 것을 들고, 웅크려 앉고, 허리를 비트는 자세는 매우 좋지 않다. 간혹 누군가 짐을 옮겨달라는 부탁을 해서 난감해지는 경우가 있을 수 있다. 부득이하게 척추에 무리를 주는 자세를 취해야 할 때를 대비해 미리 요령을 익혀두는 것이 좋다.

① 무거운 것 들기

척추 질환 중 척추전방전위증은 무거운 것을 드는 자세를 자주 반복해서 생기기도 한다. 무거운 것을 들면 체중이 앞으로 쏠리는데, 이를 반복하면 척추뼈가 앞으로 나간다. '야금야금'이라는 표현이 적절할 만큼 아주 천천히 진행된다. 통증이 생겨서 검사를 받을 때면 척추뼈는 이미 한참 앞으로 밀려 나간 경우가 많다. 주로 아주머니나 할머니 환자들이 많은 것은 아기를 안아주는 등의 육아와 앞으로 숙이는 활동이 많은 가사노동 탓으로 생각된다.

허리디스크로 내원하는 환자들 중에는 무거운 것을 들다가 허리를 삐끗해서 병원을 찾는 경우가 상당히 많다. 디스크가 파열되는 가장 흔한 상황은 화분과 같은 무거운 물건을 옮길 때, 이사를 하면서 많은 물건을 한꺼번에 옮기는 경우이다.

결론적으로 척추 질환을 앓고 있다면 무거운 것을 드는 일은 최대한 피해야 한다. 헬스클럽에서 흔히 하는 '데드 리프트'와 같은 자세도 좋지 않다. 서서 아령과 역기를 들어 올렸다 내리는 자세는 척추 질환이 있는 사람에게는 최악의 운동이다. 척추에 조금이라도 문제가 있다면 절대로 해서는 안 된다.

물건을 옮길 때는 수레나 이동 도구를 사용하고, 옆사람에게 부탁해서 같이 들도록 한다. 여성의 경우 장을 보고 물건을 직접 들고 오는 것, 아이를 안고 이동하는 것, 무릎을 굽히지 않고 허리를 숙여서 물건을 집는 것도 좋지 않다. 장을 보고 난 후에는 되도록이면 배달을 시키고, 아이를 데리고 갈 때는 포대기와 아기띠를 이용하도록 한다. 가벼운 물건이라도 몸이 약간은 긴장한 상태에서 드는 것이 좋다.

② 웅크리고 앉기

앉아 있을 때는 체중이 허리에 실린다. 앉아 있는 시간이 길어질수록 허리디스크에 가해지는 하중과 압력은 그만큼 증가한다. 거기에 웅크리고 앉는 자세라면 압력을 곱절로 만든다. 압력은 짧은 시간에 급상승하고, 디스크는 이를 견디지 못해 파열될 수 있다.

물론 웅크리고 앉는 자세가 반복되어 디스크를 일으키기까지는 오랜 시간이 걸린다. 하지만 반복된 나쁜 자세는 반드시 척추를 약화시킨다. 원리는 간단하다. 척추가 앞으로 휘면 등보다는 배 쪽 디스크에 압력이 가해진다. 압력을 받은 디스크는 조금씩 뒤로 밀리게 된다. 젤리의 한쪽을 눌렀을 때 반대쪽이 팽창해 부풀게 되는 것과 같은 원리로 디스크도 뒤쪽으로 부풀어 오른다. 압력이 커지면 커질수록 디스크가 찢어지거나 터질 확률은 높아진다.

앉을 때는 바닥보다는 되도록이면 의자나 소파를 이용하는 것이 좋다. 공부나 업무는 책상을 놓고 의자에 앉아서 하고, 식사도 소반을 이용하기보다는 의자가 있는 식탁이 좋다. 어쩔 수 없이 맨바닥에 앉아서 일을 해야 하는 경우라면 목욕탕에서 사용하는 낮은 의자를 이용하는 것이 좋다. 앉아 있을 때는 장시간 같은 자세로 있는 것을 피해야 하며, 1시간 앉아 있으면 5~10분은 서 있는 습관을 들여야 한다. 서 있을 때는 체중이 허리를 지나 다리에 실리기 때문에 잠시만 서 있어도 허리에 쌓인 피로가 풀린다.

③ 허리 비틀기

허리는 비틀리는 것에 매우 취약하다. 비트는 자세를 취하면 척추로서는 압력을 받으면서 회전까지 해야 하는 악조건이 된다. 생체역동학적 검사를 해보면 허리를 앞으로 꺾으면서 동시에 옆으로 비트는 상황에서 척추는 가장 큰 압력을 받는다. 혹사를 당하는 셈이다.

척추 질환이 있는 사람이라면 허리를 비트는 식의 스트레칭도 피해야 한다. 훌라후프와 같은 운동도 좋지 않다. 요가를 할 때 자주 하는 허리를 비틀면서 꺾는 자세도 좋지 않다. 윗몸일으키기를 하면서 허리를 좌우로 비틀어주는 것은 피해야 한다. 되도록 비틀지 않는 자세를 유지하면서 할 수 있는 운동을 선택하는 것이 안전하다.

하지만 생활하다 보면 어쩔 수 없는 경우가 생긴다. 가장 쉬운 예가 승용차에 앉을 때이다. 차를 탈 때 일반적으로 몸을 숙이면서 다리를 집어넣어야 하는 경우가 대부분이다. 차체가 높더라도 몸을 비틀면서 앉게 된다. 무의식적으로 이런 행동을 반복하다 보면 허리에 부담이 가는 것을 피할 수 없다. 차에 앉을 때는 먼저 옆으로 엉덩이를 밀어 넣고 다리를 들이는 식이 안전하다. 혹시 운전석에서 뒷좌석에 있는 물건을 가져와야 하는 경우라면 의자로부터 최대한 엉덩이를 떼고 물건을 잡는 것이 좋다. 엉덩이를 붙이고 허리를 돌리면 허리에 무리가 간다.

일상생활을 하면서 늘 '척추에 부담이 가는 자세일까?'를 생각하며 지내는 것은 불편한 일이다. 하지만 모든 치료는 불편을 감내하는 과정 속에서 진행된다. 건강을 위해서 조금만 더 신경 쓰고 조금만 더 불편해지자.

O2

척추를 건강하게 하는 식습관

● 비타민D 부족을 의심하라

비타민D는 지용성 비타민의 한 종류로 뼈의 발달과 성장, 유지에 필수적인 칼슘의 흡수에 중요한 역할을 한다. 우리가 초등학교에서 배운 비타민D에 대한 상식은 이런 것들이다. 첫째, 비타민D가 부족하면 구루병이라는 뼈가 휘는 병이 생긴다. 둘째, 자연에서 햇볕을 쬐면 몸에서 자연스럽게 합성된다. 한마디로 요약하면 '부족하면 뼈가 휠 수도 있지만, 대부분 자연에서 충족되기 때문에 안전하다'는 것이다. 하지만 현재 우리의 생활 방식을 고려할 때 '자연적으로 충족이 된다'는 부분은 사실이 아니다. 현대인에게 비타민D는 자연적으로 충족될 만큼 충분하지 않다. 왜 그럴까?

비타민D는 피부 세포에 있는 7-디히드로콜레스테롤이 햇볕 중 자외선을 받아 형성된다. 비타민D가 만들어지기 위해서는 자외선 중에서도 중간 영역인 UV-B(280-320nm)가 꼭 필요한데, 프로비타민D를 비타민D로 전환시키기 때문이다. 이렇게 피부에서 합성된 비타민D는 혈액을 통해 간으로 이동해 식사 때 섭취한 비타민D와 합쳐져 간과 신장에서 산화된다. 이 과정을 거쳐야만 몸속에서 비타민D가 만들어진다.

식품 중에서는 소나 돼지의 간, 정어리, 다랑어, 고등어, 달걀노른자 등에 비타민D가 많이 함유된 것으로 알려져 있다. 특히 달걀노른자나 버터, 우유는 어린아이들이 꼭 먹어야 할 식품으로 비타민D가 풍부하다. 하지만 위의 설명대로라면 '식품으로 섭취하는 비타민D'는 대부분 비타민D가 생성되기 위해 필요한 물질일 뿐 엄밀히 따지면 비타민D 그 자체는 아니다. 온전한 비타민D로 합성되기 위해서는 반드시 자외선이 필요하다.

여기서 문제가 생긴다. 현대인은 대부분 실내생활을 한다. 야외활동을 할 때도 햇볕을 차단하는 선크림이나 모자, 긴팔 옷들을 최대한 활용하기 때문에 햇볕에 노출될 기회가 많지 않다. 그런데 이런 '햇볕을 쬐는 시간이 부족한 상황'을 이해하는 이들은 많지 않다. 추측하건대 우리가 '매일 햇볕을 보기 때문'에 '매일 햇볕을 쬐고 있다'고 착각하는 것 같다. 우리들은 매일 햇볕을 본다. 하지만 보는 것과 쬐는 것은 다르다. 햇볕을 쬔다는 것은 얼굴과 목, 팔다리를 내놓고 햇볕 아래에 있는 것이다. 매일 15~30분은 일광욕을 해야 우리 몸이 원하는 비타민D를 생성할 수 있을 만큼 충분한 햇볕을 쪼였다고 할 수 있다. 하지만 이렇게 시간을 내서 햇볕을 쬐는 이가 얼마나 있을까?

우리나라는 위도가 높아서 한겨울의 햇볕에는 비타민D 생성에 꼭 필요한 자외선이 포함되어 있지 않다. 겨울에는 아무리 햇볕을 많이 받아도 충분한 비타민D를 생성할 수 없는 것이다. 그럼에도 비타민D 부족으로 인한 심각한 질병에 걸리지 않는 것은 비타민D가 지용성 물질이기 때문이다. 비타민D는 우리 몸속 지방에 어느 정도 축적이 되어 있어 필요할 때마다 사용된다. 병원에서 처방해 주사하는 비타민D를 주사제로 주입하는 것도 이 때문이다. 비타민D를 주사제로 맞을 경우 소변으로 배출되지 않고 세포 속 지방에 축적된다. 한 번 맞으면 3개월 전후의 기간 동안 비타민D가 부족해지지 않는다.

비타민D가 부족하면 유방·대장·전립선암, 골절, 고혈압, 근육 통증, 인슐린 저항성, 당뇨병, 우울증, 골다공증, 골연화증에 걸리기 쉽다. 골연화증은 우리가 흔히 '구루병'이라고 알고 있는 질환으로 뼈가 연해지고 잘 부러지기 쉬운 상태가 되는 것이다. 이들은 매우 심각한 질병이다. 또한 비타민D는 우리 몸에서 조직을 생성하고 뼈를 튼튼하게 하는 스테로이드 호르몬 역할도 한다. 하루에 15~30분 햇볕을 쬐고 양질의 영양소를 섭취하는 것으로 허리병을 예방하고 건강을 지킬 수 있다. 야외에서 햇볕을 쬐는 것을 두려워하지 말자.

● 척추에 좋은 음식은 몸에도 좋다

척추 건강을 위한 영양소로 흔히 떠올리는 것은 칼슘, 비타민, 섬유질 등이다. 특히 칼슘은 뼈를 구성하는 주성분으로, 물에 잘 녹지 않는 특징 때문에 약보다는 음식으로 섭취하는 것이 몸에 흡수도 잘된다. 때문에 병원에서는 척추 질환자들에게 멸치, 우유, 두부와 같은 칼슘과 단백질이 풍부한 식품을 권한다. 이는 바른 처방이다.

하지만 그보다 앞서 강조하고 싶은 것이 있다. 바로 '골고루 먹는 것'이다. 초등학생도 아닌 환자들에게 골고루 먹는 것을 강조하는 이유는 그만큼 환자들이 골고루 먹지 않기 때문이다. 대부분 '먹고 싶은 것'만 먹는다. 한번 생각해보자. 콩이나 멸치, 생선이나 고기 등 특별히 싫어하는 음식이 한두 가지 없는 이는 없다. 어릴 적에야 부모님이나 선생님이 강권해 어쩔 수 없이 먹지만, 성장해서까지 좋아하지 않는 음식을 일부러 찾아 먹는 이들은 없다. 대부분 자기가 좋아하는 것, 원하는 것만 먹는다. 당연히 영양의 불균형이 오기 마련이다.

일례로 비타민은 매우 중요하다. 부족하면 인체의 대사 과정에 장애가 생기고 자연 치유력이 떨어진다. 녹색 채소는 비타민뿐 아니라 칼슘도 풍부해 뼈 건강에 도움을 준다. 변비에 좋은 섬유질도 듬뿍 들어 있다. 하지만 '비타민과 섬유질이 골고루 함유된 식단'을 먹기 위해서 싫어하는 채소를 한 접시씩 먹는 이들은 찾아보기 힘들다.

자신이 좋아하지 않는 음식을 먹으려는 노력을 해보자. 특정 음식이 싫다면 대체 음식을 찾아서 먹는 것도 좋다. 콩이 싫다면 두부를, 멸치가 싫다면 우유를 챙겨 먹자. 신체의 전반적인 기능을 활성화시켜 자생 능력을 키우기 위해서는 가리지 않고 잘 먹는 것이 중요하다. 단, 과식은 금물이다. 체중이 늘어 척추에 무리를 주면 득보다 실이 많다.

일반적으로 몸에 안 좋다고 알려진 음식은 척추와 뼈에도 좋지 않다. 대표적으로 술은 뼈를 만드는 조골세포를 파괴해 뼈를 망가뜨리는 주범이다. 뼛속의 칼슘을 빠져나가게 하고 비타민D의 대사를 방해하기도 한다. 음식은 아니지만 담배도 척추의 적으로 간주된다. 혈액순환을 방해해 디스크에 산소와 영양분이 공급되는 것을 막는다. 또한 칼슘의 흡수를 방해하고 노화도 촉진한다.

흔히 짜게 먹는 것은 좋지 않다고 하는데, 소금은 뼈 속의 칼슘을 몸 밖으로 배출시킨다. 소금의 하루 권장 섭취량은 약 10g 정도지만 우리가 일상적으로 섭취하는 소금은 평균 15~20g이다. 이러한 과도한 소금 섭취는 과도한 수분 섭취를 부른다. 소금의 짠 성분을 희석하기 위해 물을 많이 먹게 된다. 디스크 탈출증이 있는 경우 과도한 수분은 염증 반응 및 신경 자극 증상을 악화시키는 원인이 된다. 국물이 있는 음식은 피하고 건더기 위주로 먹는 것이 좋다.

카페인이 많이 든 음식도 척추에서 칼슘이 빠져나가게 한다. 현대인 중에는 습관적으로 커피를 달고 사는 이들이 많은데 척추의 건강을 생각한다면 하루에 1~2잔으로 자제하는 것이 좋다. 지방이 많이 든 음식도 체중 관리 측면에서 절제하는 것이 좋다.

비만은 척추를 힘들게 하는 대표적인 질환이다. 비만해지면 체내에 지방이 쌓이면서 근육량이 줄어든다. 근육이 적어지면 척추를 받치고 지탱해주는 힘이 떨어진다. 거기다 복부비만이 있으면 몸의 중심이 앞으로 이동하면서 척추가 더 악화될 수 있다. 나이가 들면 골다공증에 걸릴 확률도 높아지는데, 체중까지 많이 나가면 관절의 부담이 커져 작은 충격에도 심각한 질환이 발생할 수 있다. 대표적인 것이 척추압박골절이다.

비만을 방지하기 위해서는 '정상 범위의 체중'을 확인하고 이를 유지하기 위해 노력해야 한다. WHO에서 비만을 질병으로 규정하며 내놓은 비만 진단 가이드인 BMI 지수(Body Mass Index, 체질량 지수)를 계산해보자. 많은 나라에서는 이 지수를 이용해 비만을 진단하고 있다. 키와 몸무게의 비율로, 비만에 대한 대략적인 척도를 보여준다.

BMI 지수 = 몸무게(kg) ÷ {키(m)×키(m)}

예) 키 175cm, 몸무게 80kg의 경우, 1.75(m)를 두 번 곱해 80으로 나누면 BMI 지수는 26.12가 나온다.

WHO가 제시한 BMI 지수의 정상 범위는 18.5~22.9이다. 23을 넘으면 '과체중', 25를 넘으면 '비만'으로 간주한다. 즉, 예로 들은 남성은 과체중인 상태이므로 약 10kg을 빼야 정상 범주에 들어선다.

비만을 정의하는 또 하나의 기준은 허리둘레이다. 여기서 허리둘레는 바지 치수를 의미하지 않는다. 보통 사람들이 다리 길이와 허벅지 맵시를 생각해서 허리를 조여서 입다 보니 실제 허리둘레와는 차이가 있을 수 있다. 보통은 허리둘레가 바지 치수보다 1~2인치 정도 더 크게 나온다. 허리둘레를 잴 때는 정확히 늑골하부와 골반의 중간 부위를 측정해 치수를 잰다. 양발 간격을 25~30cm 정도 벌리고 서서 숨을 편안히 내쉰 상태에서 측정하면 좋다.

대한비만학회는 허리둘레가 남성의 경우 90cm(35인치), 여성의 경우 85cm(32인치)를 넘을 때 복부비만으로 간주한다. '나는 그 정도는 아니겠지'라고 생각하는가? 한번 측정을 해보라. 복부비만은 의외로 많다.

천천히 건강하게 체중을 관리하라

비만이라면 척추 건강을 위해 체중을 줄이는 것이 좋다. 하지만 몸에 무리가 가는 단식이나 과격한 운동으로 살을 빼는 것은 좋지 않다. 특히 50대 이상은 골다공증에 걸리기 쉽기 때문에 무리한 다이어트는 하지 말아야 한다. 골다공증이 심해지면 압박골절이 생길 위험도 높아진다. 나이와 척추 상태를 고려해 식이요법과 운동량을 조절하는 것이 중요하다. 척추 질환을 앓고 있다면 식이요법과 빨리 걷기, 고정식 자전거 타기를 권한다.

다음은 비만 연구가들이 발표한 '다이어트를 위한 바르게 먹기' 방법이다. 체중 관리를 위해 항상 실천하면 큰 도움이 될 것이다.

① 세끼 챙겨 먹기

굶는 것은 장기적인 체중 감량에 전혀 도움이 되지 않는다. 세끼를 잘 챙겨 먹으면 몸의 항상성이 유지되어 폭식이나 과식을 하지 않는다. 아침은 꼭 먹는다. 반찬, 국 등을 챙겨 먹을 수 없다면 삶은 달걀, 두부, 두유를 먹는 것도 좋다. 저녁은 되도록 조금만 먹는다. 잠자기 전까지 저녁 식사로 들어온 에너지를 소비하지 못하면 복부비만이 될 가능성이 높다. 저녁에는 과일도 삼간다.

② 단백질 섭취량 늘리기

건강한 다이어트를 위해서 단백질은 늘리고, 탄수화물은 줄이고, 채소는 많이 먹어야 한다. 단백질 식품군 중에는 필수아미노산이 가장 많이 들어 있는 오리고기나 닭고기가 제일 좋다. 다음은 생선, 그다음은 식물성 단백질인 콩이다. 붉은색 살코기를 먹고 싶다면 기름기를 뺀 양지나 사태, 목살이 좋다. 탄수화물 식품인 밥, 빵, 국수, 떡, 감자, 고구마의 과식도 피하는 것이 좋다.

③ 밥 먹는 순서 바꾸기

우리나라는 식사를 할 때 밥에 국이나 찌개 위주로 먹는다. 제일 좋지 않은 방법이다. 탄수화물 과잉 섭취를 막기 위해서 식사 순서를 바꿀 필요가 있다. 우선 젓가락으로 단백질과 야채 위주로 먹는다. 다음에 국 건더기를 먹는다. 포만감이 느껴지면 젓가락을 내려놓고, 허기가 남아 있으면 밥을 조금 먹는다.

④ 저녁 식사는 6시 전에 먹기

저녁 식사는 6시 전에, 아침과 점심 식사의 절반만 먹어야 한다. 단, 너무 급하게 밥을 먹으면 포만중추가 포만감을 느낄 시간조차 없다. 빠르게 많이 먹는 것을 막기 위해서는 꼭꼭 씹어 먹는 습관을 들여야 한다. 한 번 삼킬 때 20번 이상 씹어 먹으면 소화도 잘되고 소식할 수 있다.

⑤ 물 충분히 마시기

몸속 수분이 줄어들면 세포의 활동도 떨어진다. 땀이나 소변으로 노폐물을 배출하는 기능도 떨어진다. 충분히 물을 마시되, 규칙적으로 마시는 것이 좋다. 세끼 식사 전, 잠자기 전, 식간에 물을 마시는 습관을 들인다.

O3

· · · ·

척추 재생을 돕는 수면 습관

● 왜 척추 환자에게 잠이 중요한가?

　수면은 몸과 마음에 쌓인 피로를 풀어주기 때문에 건강을 위해서는 잠을 잘 자야 한다. 인간은 평균적으로 약 7~8시간 정도 자는 게 이상적이라고 한다. 인간의 수면 상태는 렘수면과 비렘수면으로 나뉘는데, 렘수면에서는 꿈을 꾸며 정서적 회복을 이루고 비렘수면에서는 몸에 쌓인 피로를 풀게 된다고 알려져 있다. 렘수면과 비렘수면은 반복해서 진행되며, 한 번 반복되는 것을 1주기라고 볼 때 하루에 5주기를 거치면 안정적이라고 말한다. 1주기가 대략 90분으로, 5주기를 거치면 7~8시간이 되므로 이 정도 수면이 적당하다고 하는 것이다.

낮에 활동하는 동안 쌓였던 피로는 잠을 충분히 자는 동안 풀린다. 낮에는 서거나 앉는 자세가 오랜 시간 유지되기 때문에 척추의 뼈와 디스크는 스트레스를 받을 수밖에 없다. 자세가 유지되는 동안 충분한 산소와 영양분이 공급되지도 못한다. 하지만 밤에 누워서 편안한 상태로 잠이 들면 디스크에 산소와 영양분이 공급되어 하루의 피로가 풀리고 노화가 진행되는 것을 막는다.

하지만 어떤 이유로든 잠을 제대로 자지 못하면 몸 건강뿐만 아니라 척추 건강도 안 좋아진다. 예를 들어 간은 잠을 자는 동안 중요한 역할을 한다. 우리 몸에 침투한 세균과 독소, 유해물질과 싸운다. 몸속에서 벌어지는 일을 보고받고 명령을 내리기도 한다. 그런데 잠을 자지 못해 이 일을 제대로 하지 못하면 컨디션은 안 좋아지고 척추에 직접적인 악영향을 미친다. 또 잠을 잘 때 기도가 심하게 좁아지는 수면 무호흡증 환자들은 쉽게 피로해지고 척추 질환에 대한 치료를 해도 잘 낫지 않는다. 수면 무호흡증 환자는 잘 때 기도가 좁아지면서 코골이를 하는데, 일시적으로 숨이 멎으면서 한밤에도 수십 번에서 수백 번씩 잠에서 깬다. 피곤은 가시지 않고 척추가 자연 회복할 시간도 없게 된다.

잠자는 데 문제가 있다면 이를 치료하거나 해결해야 한다. 인체의 건강과 척추 건강은 떼려야 뗄 수 없다. 질 좋은 잠으로 인체가 건강해지면 척추 역시 건강해진다.

잠을 잘 자기 위해서

잠을 잘 자기 위해서는 자신만의 적절한 시간을 찾는 것이 중요하다. 사람마다 갖고 있는 생체 시계는 제각각이므로 자신에게 맞는 시간을 찾아보자. 단, 새벽 2~4시에는 꼭 잠을 자도록 한다. 이 시간은 체온이 떨어지고 맥박이 늦어지므로 숙면하기 좋은 조건이 형성된다. 맥박은 보통 5시 이후부터 빨라지기 때문에 기상 시간은 새벽 5시 이후가 적당하다.

피로와 스트레스, 통증 때문에 잠을 잘 이루지 못한다면 낮에 30분 이상 햇살을 받으며 움직이는 생활을 해보자. 아침에 밝은 빛을 쬐면 적외선이 피부의 말초혈관을 확장시켜 혈액공급이 원활해진다. 몸의 면역 기능도 강화된다.

---

tip

목디스크를 예방하는 올바른 베개 높이

목디스크가 생기는 원인은 잘못된 자세와 누적된 피로 때문이다. 매일 밤 바른 자세로 질 좋은 수면을 취하는 것은 목의 건강을 유지하고 쌓인 피로를 덜어내는 데 무척 중요하다. 그러려면 몸에 맞는 높이의 베개를 사용하는 것이 우선이다.

바른 자세로 누웠을 때 머리와 목의 높이가 바닥에서 6~8㎝ 정도 떠 있어야 안정적이다. 베개의 높이는 성인의 팔뚝 굵기 정도가 되어야 목과 허리에 부담이 없다. 옆으로 자는 경우에는 목뼈와 허리뼈가 일직선을 유지해야 하므로, 어깨 높이를 감안한 10~15㎝가 적당하다. 흔히 사람들은 자신이 바른 자세로 자고 있다고 하지만 약 70%의 사람들은 옆으로 누워서 잔다고 한다. 옆으로 누워 자는 자세가 목의 통증을 줄여주기 때문이다. 자신의 수면 자세를 확인하고 그에 따라 베개의 높이를 조절해 사용하는 것이 바람직하다.

또한 햇볕을 받으면 많이 분비되는 세로토닌은 기분을 좋게 하고 통증을 완화시키는 작용을 한다. 칼슘과 인의 흡수를 돕는 비타민D가 많이 생성되어 뼈도 튼튼해진다.

척추 질환 때문에 잠을 이루지 못하는 사람들이 많다. 디스크나 척추관협착증으로 인해 심한 통증을 느끼는 경우라면 사실 숙면을 취하기 쉽지 않다. 시도 때도 없이 마려운 소변도 문제가 된다. 우선은 척추 질환을 치료하면서 숙면을 위한 방법들을 찾아나가는 것이 좋다.

● 바른 자세로 충분히 자기

흐트러짐 없이 바른 자세로 쭉 잠을 잔다는 것은 현실적으로 불가능하다. 자기가 어떻게 자는지 안다고 해도 자는 동안은 자세를 바로 할 수도 교정 치료를 받을 수도 없다. 잠은 자신이 편한 상태로 자다 보니 어쩔 수 없다. 이때 의료진이 할 수 있는 것은 적절한 침구를 이용하는 것과 누워 있을 때 좋은 자세를 취하라는 정도이다.

잠을 자거나 누울 때는 너무 푹신하지도 않고 너무 딱딱하지도 않은 곳이 좋다. 딱딱한 면에 두꺼운 요를 깐 정도가 적당하다. 베개는 좀 더 신중하게 고른다. 목뼈의 C자 커브가 잘 유지되면서 목과 어깨의 근육을 긴장시키지 않는 것이 좋다.

누워 있을 때의 자세는 바로 눕는 것보다는 옆으로 눕는 것이 좋다. 바로 누우면 허리가 뜨는데, 이런 자세로 누우면 척추뼈에 부담을 준다. 소파에 다리를 올리거나 차라리 옆으로 누워서 가랑이 사이에 쿠션을 끼우는 것이 낫다. 소파에 다리를 올리면 자연스럽게 허리가 바닥에 붙는데 이런 자세는 척추의 부담을 줄여준다. 무릎 뒤인 오금 부위에 기다란 쿠션을 넣으면 허리 부위의 긴장이 덜어진다.

누울 때

누워 있는 자세는 척추에 부담을 가장 덜 주는 자세이다. 잠이 들었다는 것도 몸과 마음이 편안한 상태가 됐다는 것을 의미한다. 엎드려 자는 것보다는 바른 자세로, 허리가 바닥에 닿는 자세로 자는 것이 좋다.

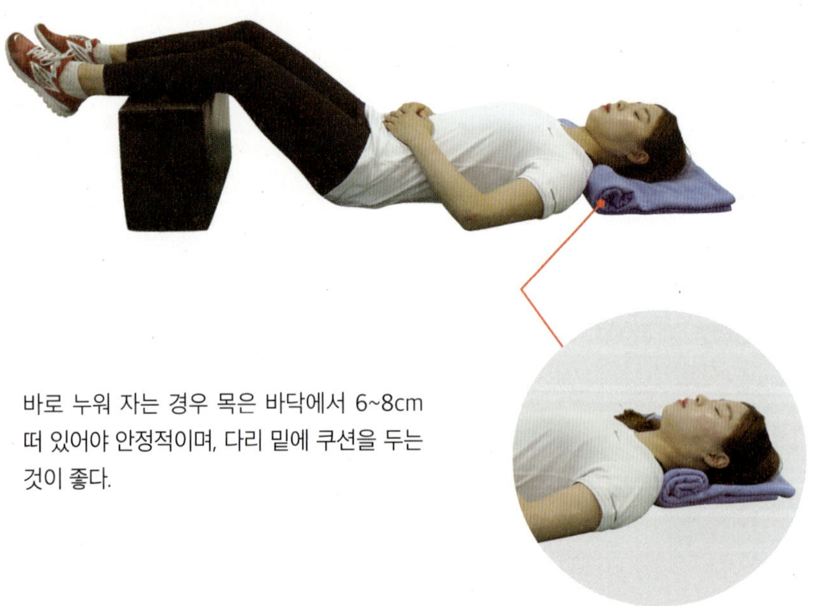

바로 누워 자는 경우 목은 바닥에서 6~8cm 떠 있어야 안정적이며, 다리 밑에 쿠션을 두는 것이 좋다.

04

척추를 튼튼하게 하는 운동

● 척추에 좋은 운동은 따로 있다

건강한 사람들은 어떤 운동을 해도 상관없다. 모든 운동이 몸에 좋다. 무리를 하거나 부상을 당해도 금방 회복되므로 모든 것이 오케이다. 하지만 척추에 질환이 있다고 진단을 받은 사람들은 몸에 맞는 바른 운동 습관을 들여야 한다. 방법을 제대로 숙지하고 무리를 주지 않는 종목을 선택하는 것이 바람직하다. 일례로, 디스크 환자는 허리를 앞으로 숙이고 허리에 무리가 가는 자세는 피해야 한다. 척추분리증이나 척추전방전위증 환자는 허리를 뒤로 젖히는 자세는 피해야 한다. 근육 강화를 위해 운동은 꼭 필요하지만 병을 악화시킬 수 있는 자세는 피하는 것이 바른 운동 습관이다.

척추를 튼튼하게 하는 운동에 누워 있는 자세가 많은 이유는 척추에 가장 부담을 적게 주기 때문이다. 척추에 질환이 있다면 되도록 바닥에 편하게 누운 상태에서 체조를 하는 것이 좋다. 서서 허리를 숙이는 동작과 누워서 다리를 드는 동작은 비슷한 효과를 내지만 누워서 하는 쪽이 더 안전하다.

또한 짐볼과 소도구를 이용한 운동은 통증이 있거나 척추 질환을 앓는 사람에게는 권하지 않는다. 짐볼을 이용한 운동은 심부 근육을 강화시키지만 균형을 잡고 해야 하므로 자칫 잘못하면 바닥으로 떨어지는 부상을 당할 수 있다. 짐볼이나 소도구를 이용한 운동은 통증이 없는 정상 상태, 재활 중 회복이 거의 이루어진 막바지 단계, 통증이 있더라도 수위가 매우 낮은 단계에서 하는 것이 좋다. 다시 한 번 강조하지만 척추 치료의 중요한 과정 중 하나인 운동은 질환이나 증상의 경중을 고려해 각자의 능력에 맞춰 해야 한다. '남들 하니까', '이거 하고 좋아졌다고 하니까' 등의 이유로 맹목적으로 따라 하다 보면 질환만 더 악화될 뿐이다.

● 운동량 자가 조절법

건강을 지키기 위해서 운동을 하지만 무리를 하면 오히려 통증이 악화되기 쉽다. 척추와 몸에 부담이 가지 않는 선에서 운동량을 조절하는 법을 익

허야 한다. 운동 강도를 설정하는 방법에는 여러 가지가 있지만 심박수를 활용한 방법이 가장 간단하다. 몸으로 느끼는 강도에 따라 운동의 강도를 조절하는 것인데, 운동으로 인해 열이 발산되면 정확한 강도를 잘 인식하지 못해 무리하기 쉽다. 때문에 심박수가 좀 더 정확한 가이드라인이 된다.

심박수는 손목의 요골동맥에 손가락을 대어 15초간 측정한다. 여기에 4를 곱해 1분간 심박수를 계산한다. 처음부터 1분간 심박수를 측정하지 않는 이유는 시간이 길어질수록 안정상태가 되므로 심박수가 떨어지기 때문이다. 운동할 때 염두에 두어야 할 심박수는, 220에서 만 나이를 뺀 수치의 60~70% 수준이다. 계산식은 다음과 같다.

$$\{(220 - 만\ 나이) = 최대\ 심박수\} \times 0.6{\sim}0.7 = 운동\ 효과가\ 적절히\ 나타나는\ 심박수$$

만 40세 남성의 경우 180이 최대 심박수이다. 건강을 유지하기 위한 체지방 감량과 칼로리 소모 효과를 볼 수 있는 심박수는 최대 심박수의 60~70% 수준이므로, 108~126 정도의 심박수로 운동하는 것이 좋다.

헬스클럽의 운동 기기에는 손잡이에 금속 계열의 은색 바가 있다. 운동을 하면서 손으로 이 바를 잡으면 계기판에 심박수가 표시된다. 계산식에 따른 적정 심박수를 기준으로 운동 강도를 조절하면 된다.

나의 운동 습관은 몇 점?

각 항목을 읽고 자신이 해당하는 정도에 따라 점수를 매겨보자. '항상 그렇다'면 5점, '자주 그렇다'면 4점, '가끔 그렇다'면 3점, '드물게 그렇다'면 2점, '전혀 아니다'면 1점이다.

체크 항목	5	4	3	2	1
서 있거나 움직이는 직업이다.					
쉴 때는 산책이나 체조를 한다.					
대중교통을 이용하며 많이 걷는다.					
가사에 적극적이며 청소도 잘한다.					
점심 식사를 하러 멀리 나간다.					
친구를 만나면 쇼핑을 하거나 걷는다.					
주말에는 밖에 나가는 편이다.					
매일 운동을 한다.					
매일 30분 이상 규칙적인 운동을 한다.					
휴식 시간에 체조를 한다.					
평소 운동화나 스니커즈를 즐겨 신는다.					
걸을 때는 힘차게 걷는다.					
피트니스 센터나 운동장에 자주 간다.					
집에 운동기구가 있어 활용하는 편이다.					
특별히 좋아하는 체조 동작이 있다.					
운동에 1시간가량 집중한다.					
각각의 운동법에 대해 정확히 안다.					
운동을 하고 나면 기분이 좋아진다.					
하루가 바쁘고 빠르게 지나간다.					
합계(점)					

당신의 운동 습관 성적은

80점 이상 : 훌륭합니다. 지금처럼 계속 운동하세요.

80~60점 : 우수합니다. 그러나 방심은 금물, 규칙적으로 운동하는 습관을 들여요.

60~40점 : 보통입니다. 하지만 분발한다면 더 좋아지겠지요?

40~20점 : 부진합니다. 운동의 횟수와 양을 늘려주세요!

20점 이하 : 걱정됩니다. 가벼운 스트레칭부터 지금 당장 시작하세요!

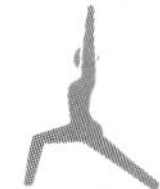

척추 긴장을 풀어주는
스트레칭

스트레칭은 질환의 유무에 관계없이 평소에 습관화하면 척추의 부담을 줄일 수 있다. 특히 운동 전 스트레칭은 필수이다. 근육을 늘려주고 몸에 열을 발산시켜 부상을 방지하는 효과가 있기 때문이다. 먼저 손목과 발목, 무릎, 허리, 어깨 순으로 차례로 돌려준다. 장시간 고정되어 있던 근육과 관절, 인대를 움직여 유연성을 갖게 한다. 다음은 근육을 늘려줄 차례이다. 팔과 어깨, 종아리를 당긴 후 발목을 늘려 사지의 근육을 늘려준다. 경직된 근육을 풀어주고 약간의 열을 발산시키면 긴장이 풀리고 몸의 피로도 회복된다. 다음의 스트레칭을 일상에서 틈틈히 생활화하자.

돌려서 풀기

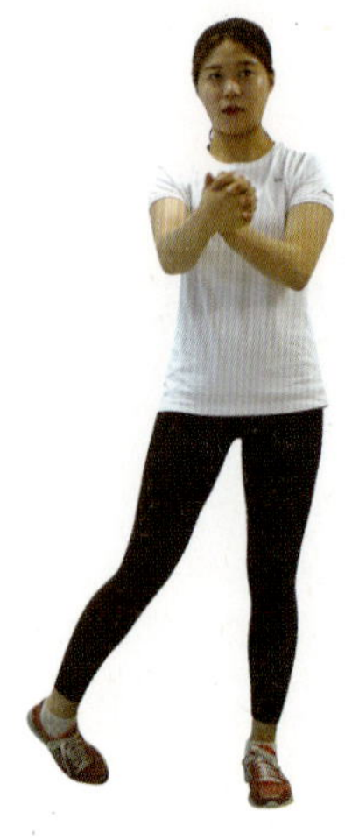 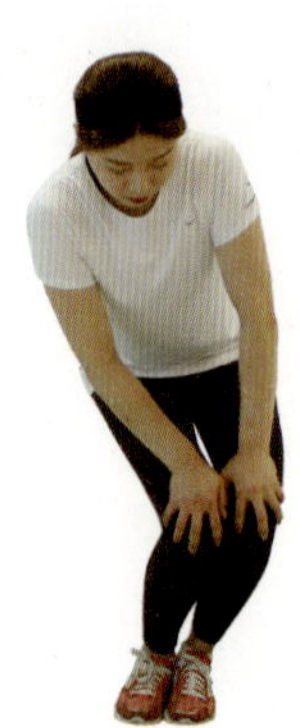

양손을 맞잡고 손목을 돌리면서 한쪽 발끝을 바닥에 대고 발목도 함께 돌린다(10회 돌린 후 반대쪽도 실시). 이후 양손을 무릎에 대고 시계 방향으로 원을 그린다(10회 돌린 후 반대 방향도 실시).

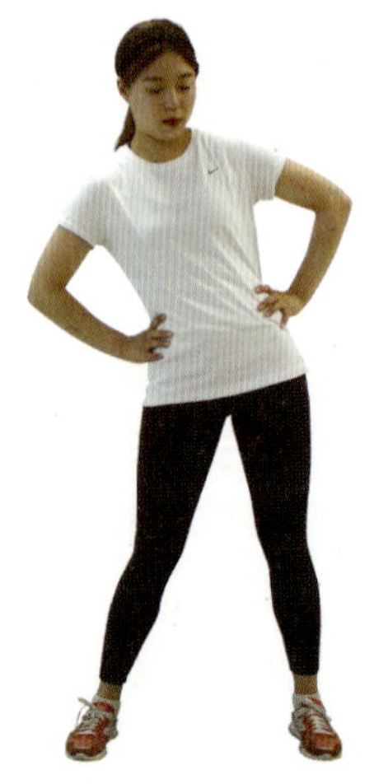 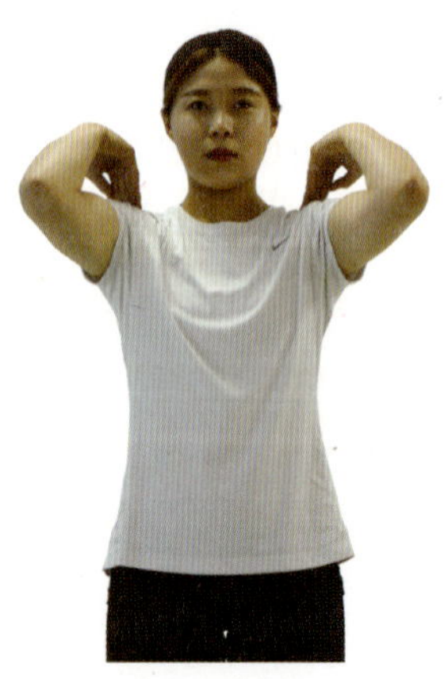

양손을 허리에 대고 시계 방향으로 원을 그린다(10회 돌린 후 반대 방향도 실시). 이후 양손을 각 어깨에 대고 뒤로 원을 그리며 돌린다(10회 돌린 후 반대 방향도 실시).

근육 늘려주기

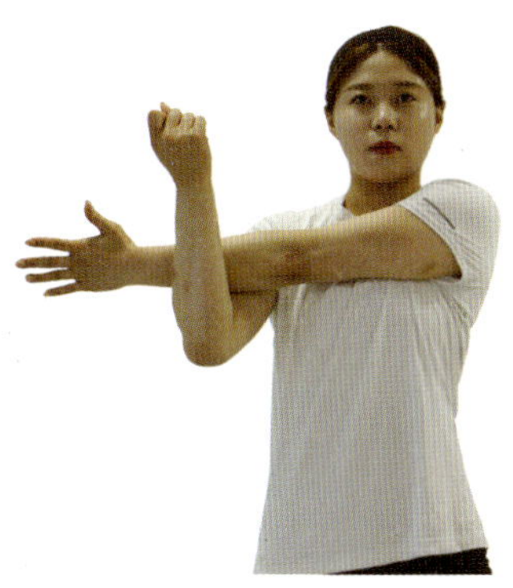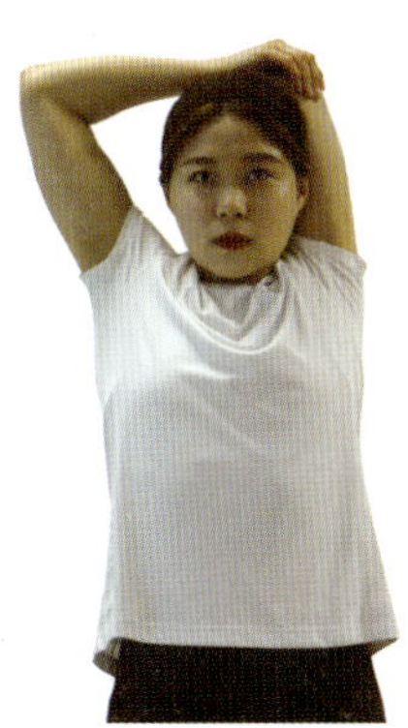

양팔을 십자 모양으로 만들어 팔을 안쪽으로 눌러준다(15초 유지 후 반대쪽도 실시). 한쪽 팔을 뒤로 넘겨 다른 팔로 꾹 눌러준다(15초 유지 후 반대쪽도 실시).

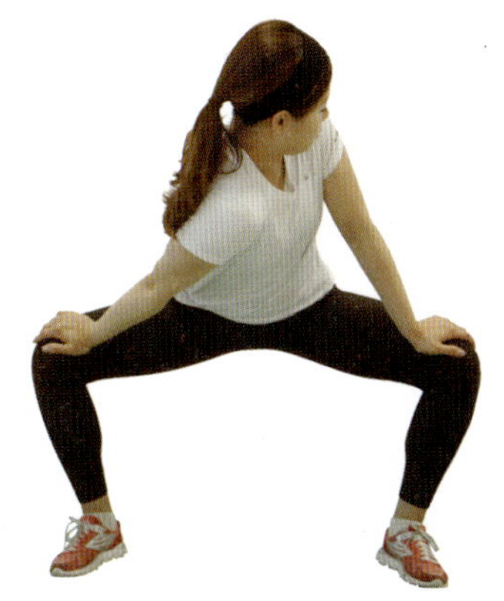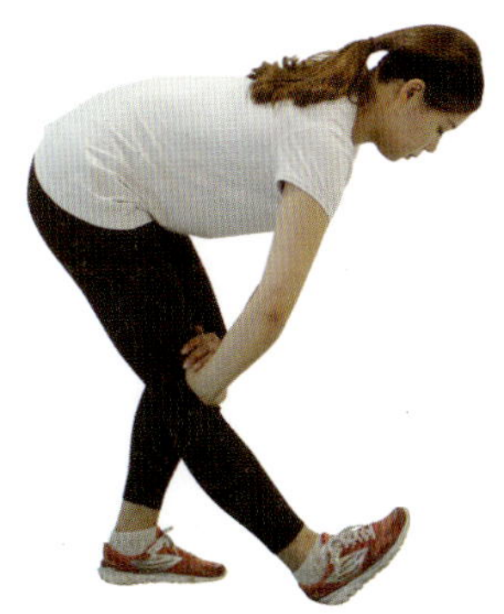

다리를 벌린 뒤 양팔을 무릎에 대고 허리를 비틀어준다(15초 유지 후 반대쪽도 실시) 한쪽 다리를 길게 뻗어 무릎에 손을 대고 종아리와 발목을 늘린다는 느낌으로 꾹 눌러준다(15초 유지 후 반대쪽도 실시).

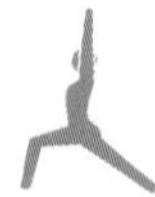

목과 허리의 통증을
예방하는 운동

여기서 소개하는 운동은 통증이 거의 없다는 가정하에 진행한다. 디스크 탈출증을 앓는 경우 엎드려서 상체를 드는 '맥킨지 운동법(신전 운동)'을 권한다. 디스크가 앞쪽에서 힘을 받고 뒤로 밀리기 때문에 허리를 젖혀서 중심을 바로잡도록 한다. 척추관협착증이나 척추전방전위증이 있을 때는 눕거나 서서 몸을 앞으로 굽히는 '윌리엄 운동법(굴곡 운동)'을 권한다. 엎드려서 상체를 들면 질환 때문에 앞으로 밀려 나가 있는 척추뼈가 더 앞으로 밀릴 수 있어 좋지 않다. 다음의 동작들을 순서대로 아침, 점심, 저녁마다 한 번씩 해주면 척추를 튼튼하게 하는 효과를 볼 수 있다.

목의 통증을 예방하는 동작 1

머리에 고무밴드를 묶어 머리 앞에서 밴드를 잡는다. 정면을 보면서 목이 뒤로 젖혀
지지 않는 범위 내에서 밴드를 잡아당긴다. 10초간 자세를 유지한다.

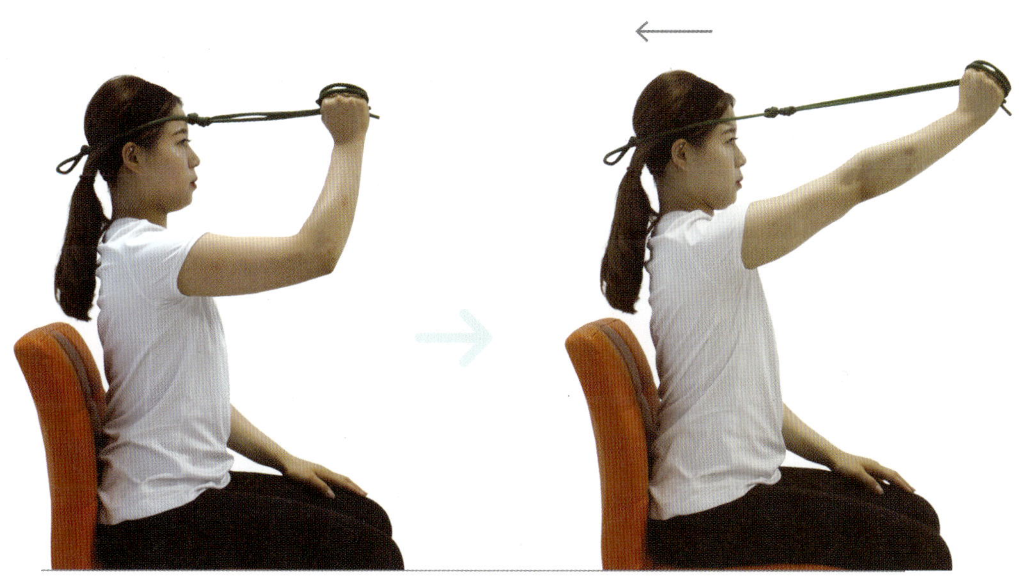

목의 통증을 예방하는 동작 2

양쪽 귀 바로 윗부분에 고무밴드를 묶어 평행한 높이에서 밴드를 잡는다. 밴드 잡은
손은 고정시키고 한쪽으로 가능한 만큼 목을 돌린다. 10초간 자세를 유지한 후 반대
쪽도 실시한다.

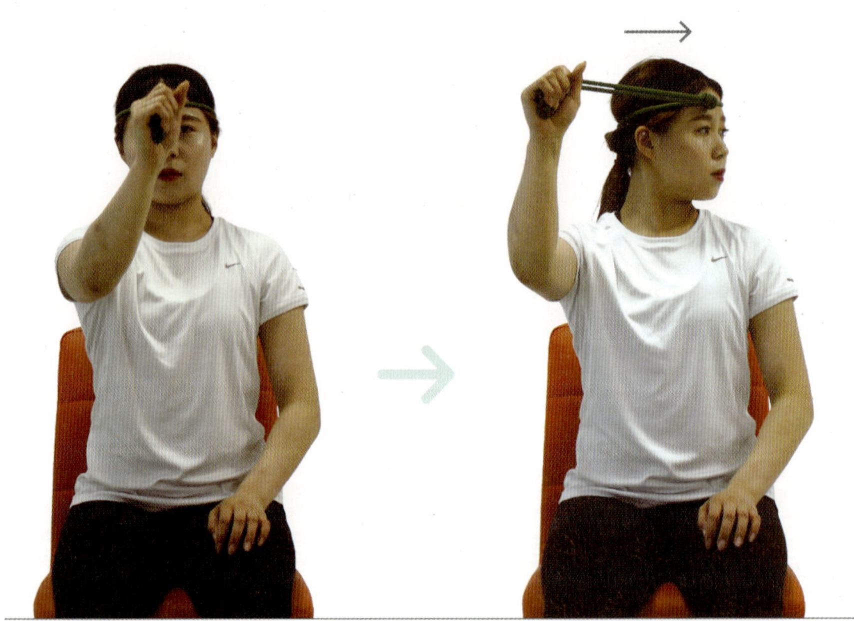

목의 통증을 예방하는 동작 3

서서 양팔을 벌린 후 견갑골을 척추 쪽으로 모아 아래로 잡아당기며 등을 꽉 조인 후 10초간 자세를 유지한다.

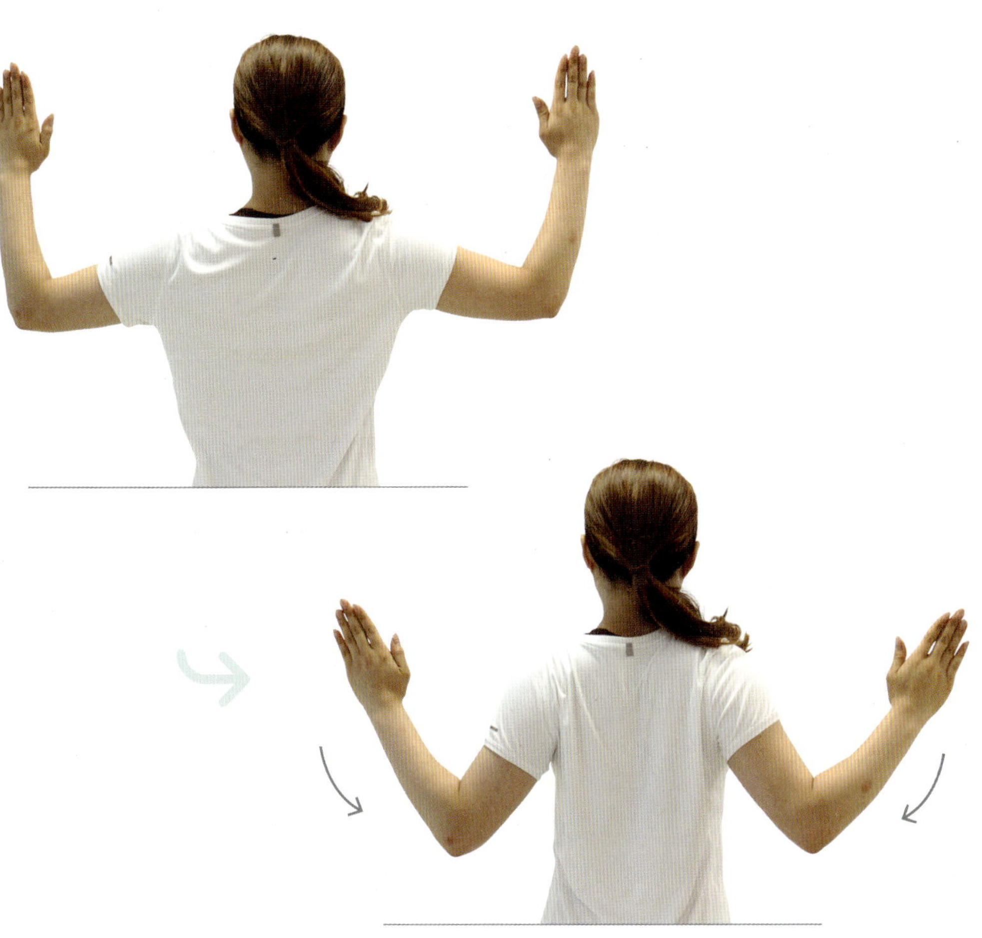

허리의 통증을 예방하는 동작 1

바로 누운 상태에서 무릎을 세우고 발을 엉덩이 가까이 당겨 딛는다. 양팔로 바닥을 지지한 채 엉덩이와 허리를 들어 올린 다음 한 다리를 편다. 10초간 자세를 유지한 후 반대쪽도 실시한다.

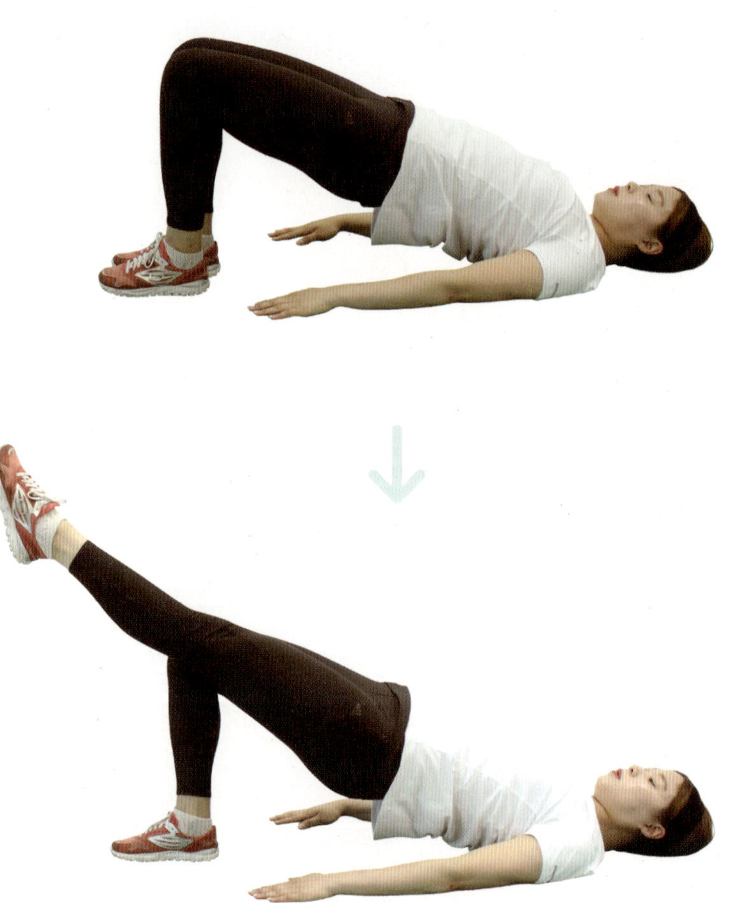

허리의 통증을 예방하는 동작 2

바로 누운 상태에서 무릎을 굽혀 다리를 들어 올린다. 양팔을 앞으로 뻗어 상체를 들어 올린 후 10초간 자세를 유지한다.

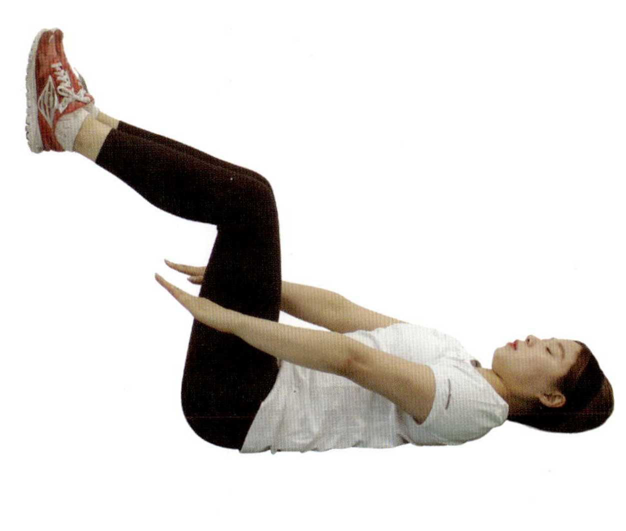

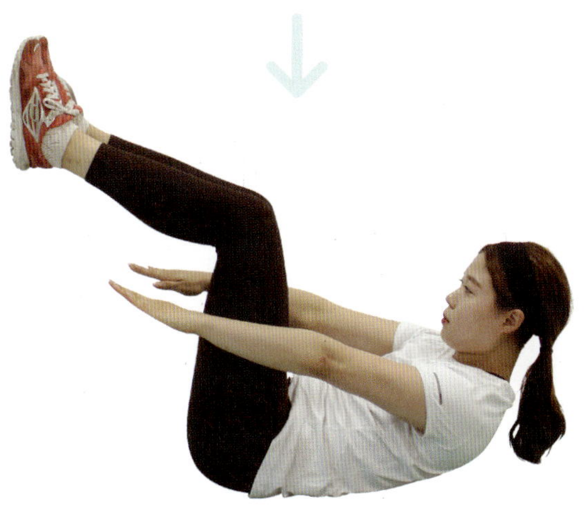

허리의 통증을 예방하는 동작 3

옆으로 누운 상태에서 팔로 몸을 지탱하며 골반을 들어 올린다. 몸이 일직선이 되게
만들어 10초간 자세를 유지한 후 반대쪽도 실시한다.

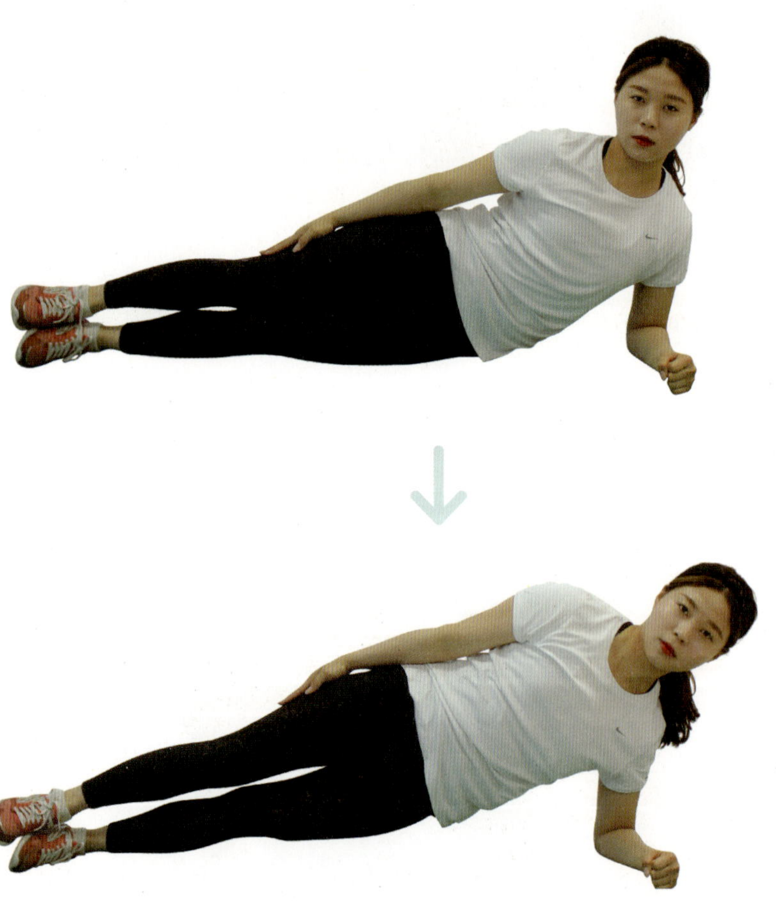

허리의 통증을 예방하는 동작 4

짐볼에 기대고 앉아 있는 상태에서 상체부터 무릎까지 일직선이 되도록 만든 후 10초
간 자세를 유지한다.

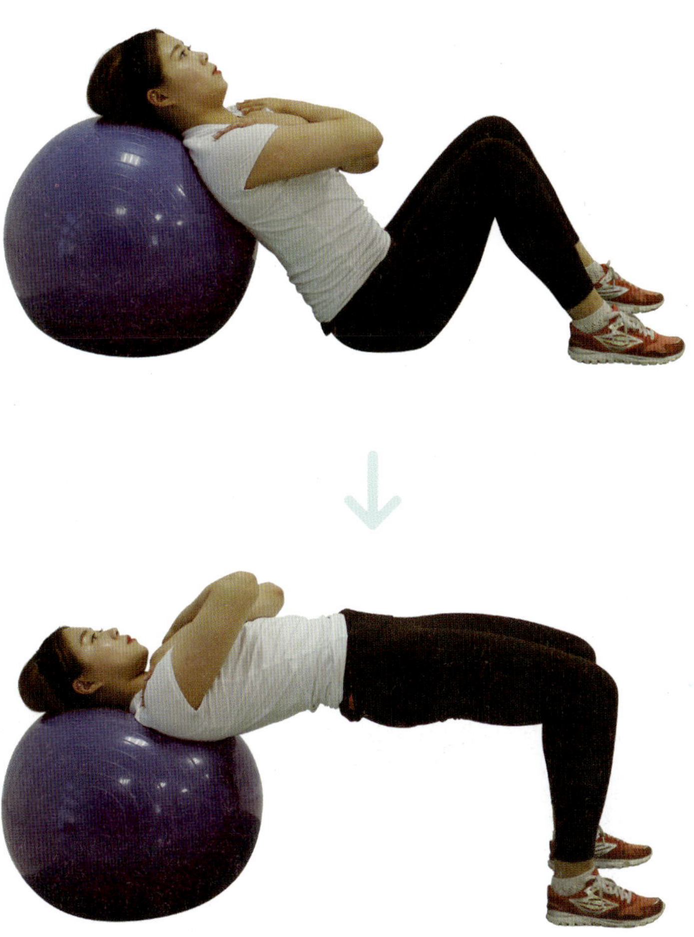

허리의 통증을 예방하는 동작 5

짐볼 위에 발을 올리고 엎드린 상태에서 팔꿈치와 발에 힘을 주어 몸이 일직선이 되
게 만든 후 10초간 자세를 유지한다.

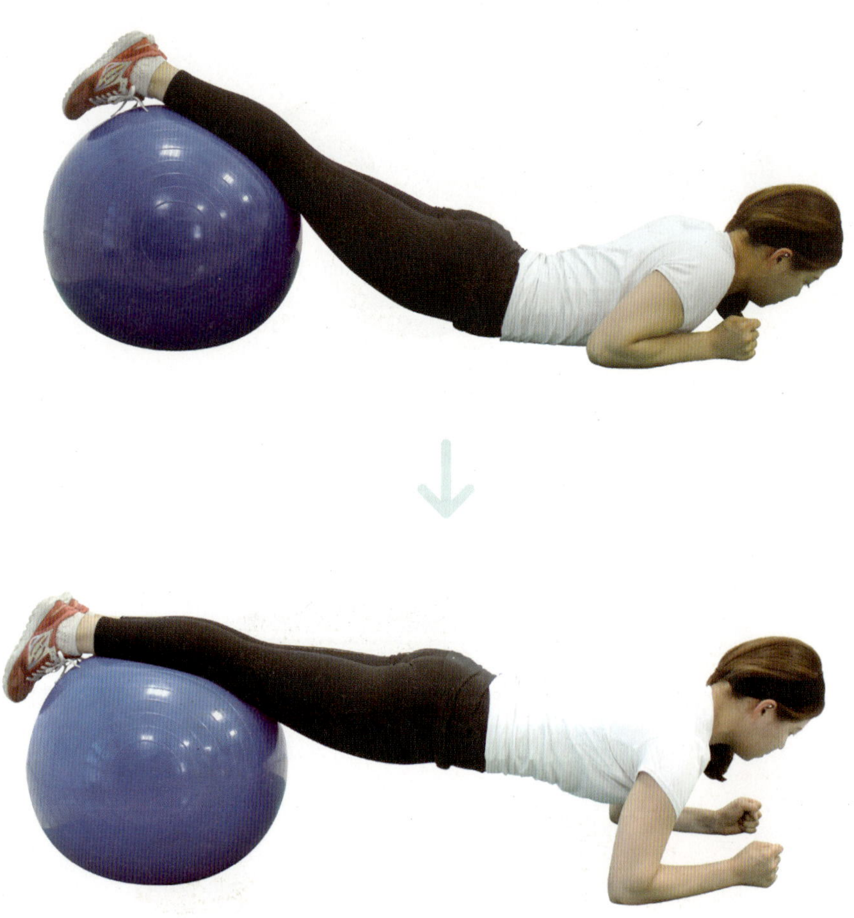

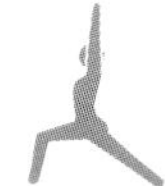

목과 허리의 회복을
도와주는 운동

여기서 소개하는 운동은 통증이 있을 때 하면 좋은 운동법이다. 만약 움직일 수 없을 정도로 아프거나 자세를 취할 때마다 참을 수 없는 통증이 몰려오는 경우라면 운동은 피하고 쉬는 것이 가장 좋다.

근력이 떨어져서 잘 걸을 수 없다면 누워서 할 수 있는 동작부터 시작한다. 일단 몸통에 힘이 들어가게 해서 속 근육을 먼저 자극시켜야 한다. 배꼽을 바닥에 붙이고 누운 상태에서 괄약근을 조인다. 힘이 붙기 시작하면 다리를 하나 들어보고, 그렇게 해서 좋아지면 엉덩이를 들어보는 식이다. 이렇게 난이도를 점차 높여가면서 진행한다. 다음의 동작들은 주 2~3회 정도 6개월 이상 꾸준히 실시해야 효과를 볼 수 있다.

목의 회복을 도와주는 동작 1

턱을 앞으로 밀고 안으로 당겨 각각 10초간 자세를 유지한다.

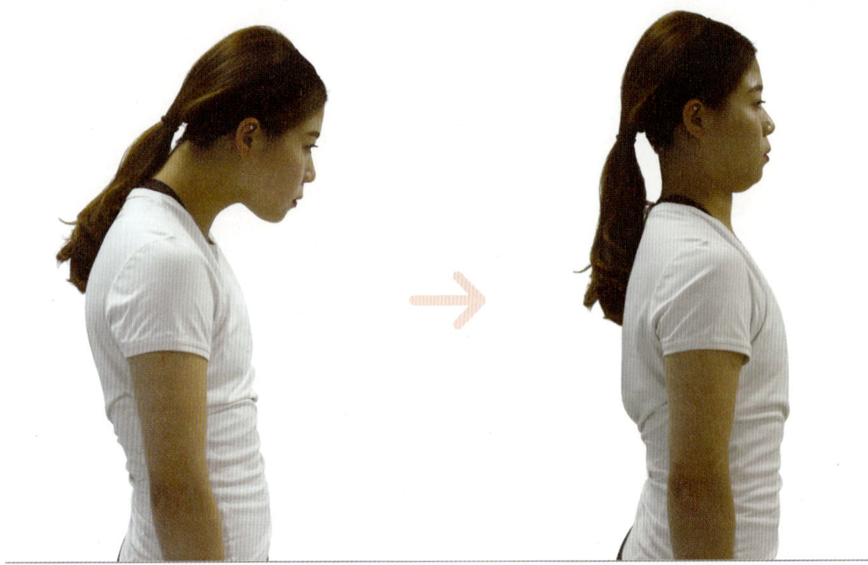

목의 회복을 도와주는 동작 2

양팔에 힘을 빼고 편안하게 내려둔다. 양어깨를 귀 쪽으로 최대한 들어 올리면서 천천히 뒤로 돌려 내리는 동작을 10회 반복한다.

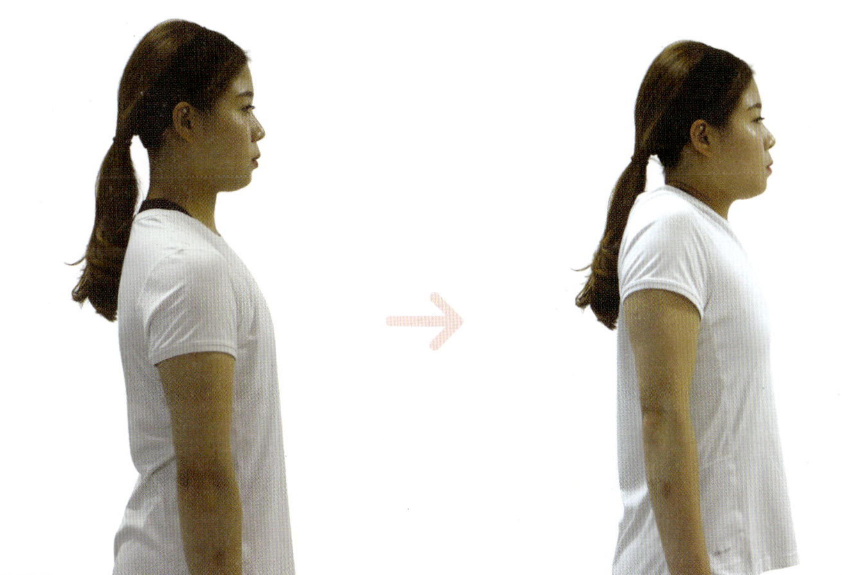

목의 회복을 도와주는 동작 3

한 손으로 머리 반대쪽을 잡고 천천히 옆으로 눌러준 후 45도 대각선 방향으로도 눌러준다. 각각 10초간 자세를 유지한 후 반대쪽도 실시한다.

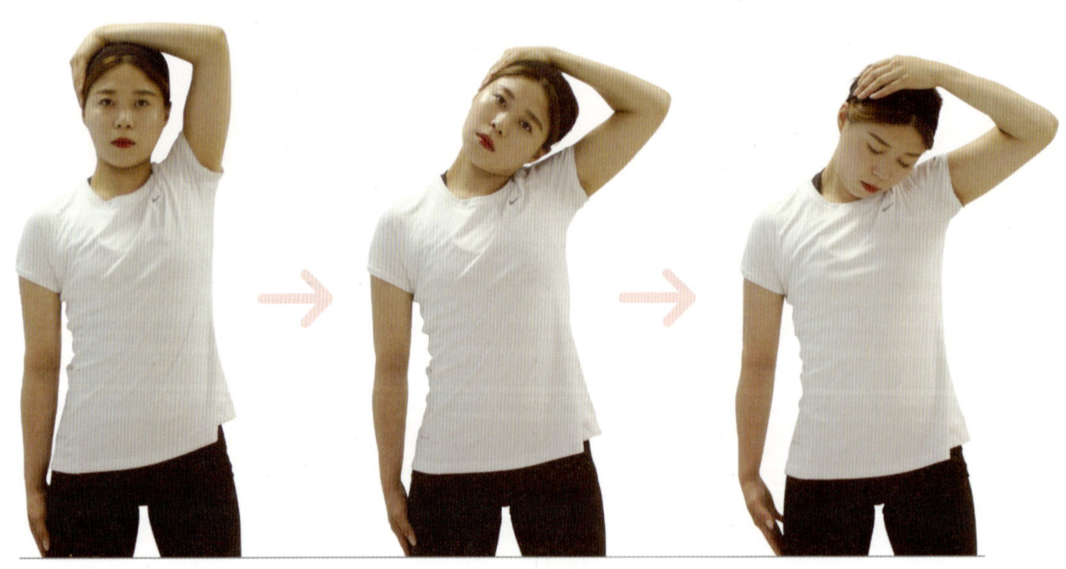

목의 회복을 도와주는 동작 4

정면을 바라본 상태에서 오른손을 볼에 댄 후 가능한 만큼 머리를 왼쪽으로 돌린다.
10초간 자세를 유지한 후 반대쪽도 실시한다.

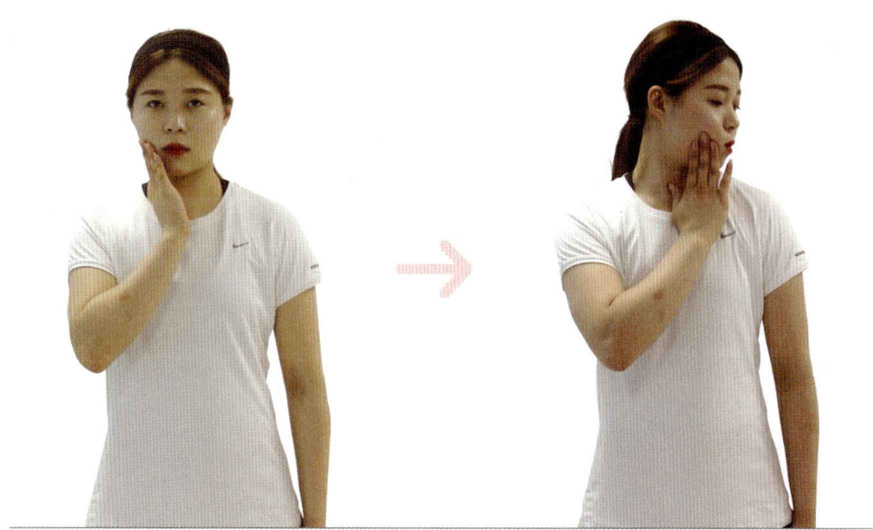

허리의 회복을 도와주는 동작 1

무릎을 세우고 바로 누운 상태에서 허리가 뜨지 않도록 등을 바닥에 붙이고 괄약근을
조인 후 10초간 자세를 유지한다.

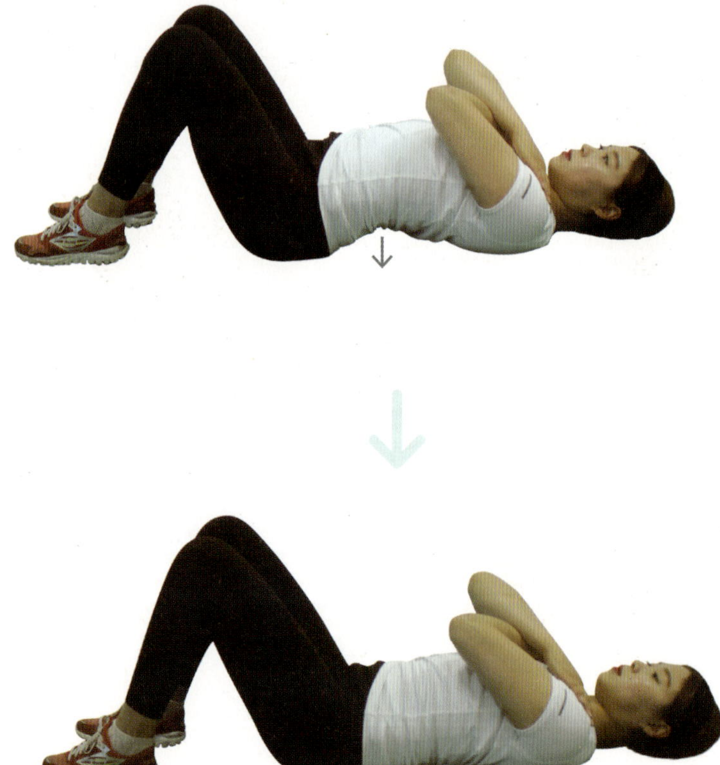

허리의 회복을 도와주는 동작 2

무릎을 세우고 바로 누운 상태에서 양손을 깍지 껴 눈높이까지 들어 올린 후 배꼽을 당겨 괄약근을 조이며 10초간 자세를 유지한다.

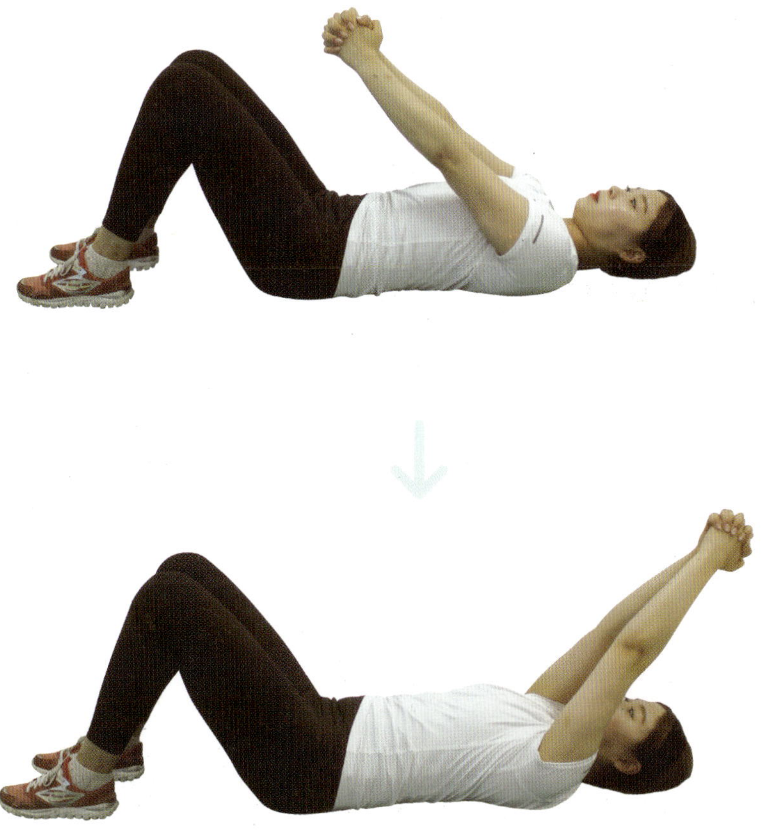

허리의 회복을 도와주는 동작 3

옆구리에 수건을 대고 옆으로 누운 상태에서 바깥쪽 어깨를 바닥 쪽으로 누르면서 가능한 만큼 허리를 비튼다. 반드시 통증이 없는 범위 내에서 비틀어야 하며, 10초간 자세를 유지한 후 반대쪽도 실시한다.

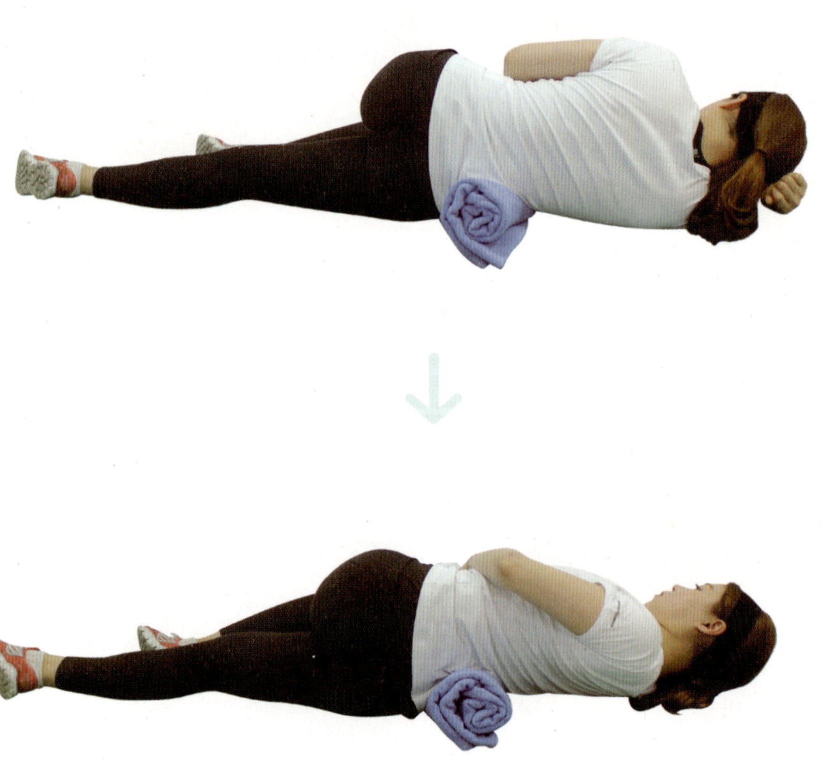

허리의 회복을 도와주는 동작 4

바닥에 베개를 놓고 엎드린 상태에서 팔꿈치를 굽혀 바닥에 둔 후 고개와 어깨를 위로 들어 올린다. 10초간 자세를 유지한다.

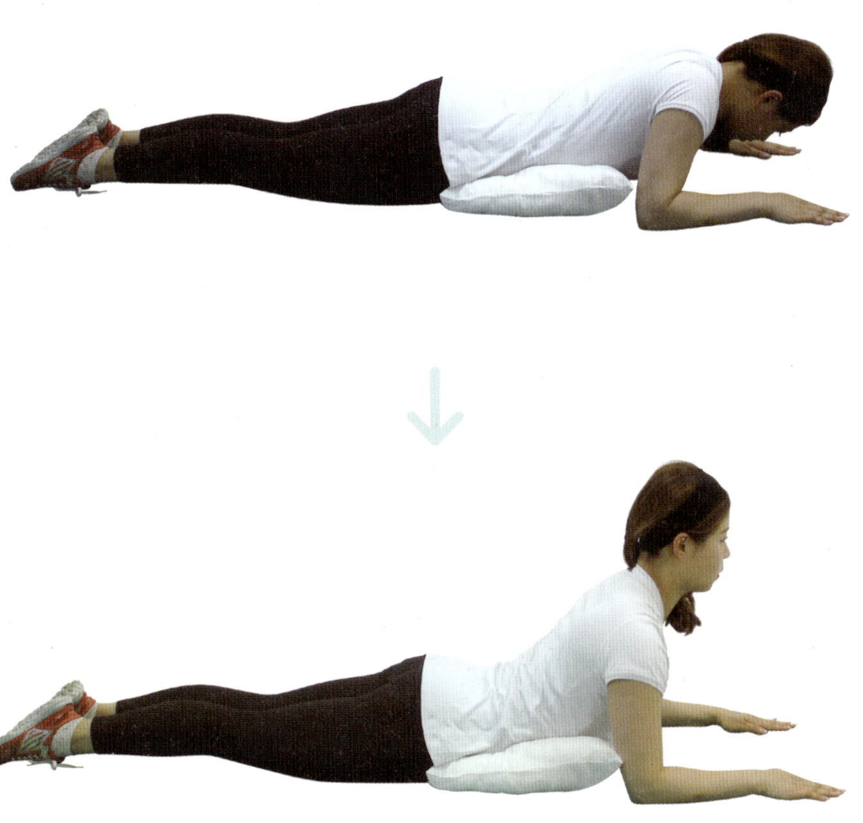

Q&A

척추 치료와 관리에 대한 궁금증 해결

 왜 스트레스가 척추 건강을 해친다고 하나요?

A 주말에 연인과 길거리 데이트로 즐거운 시간을 보내고 있는데, 당신을 괴롭히는 직장 상사와 우연히 마주쳤다고 가정해보자. 애인이 없다고 거짓말을 했기에 그는 내 앞으로 다가와 거짓말쟁이라고 큰소리를 치며 삿대질한다. 당신은 아마 얼굴이 벌게지고 식은땀까지 송송 올라올 것이다. 심하면 몸이 떨리면서 정신이 혼미해지기도 한다. '좋아하는 연인 앞에서 이러고 있으면 안 되는데…' 하는 마음이 들어도 몸의 상태는 어떻게 할 도리가 없다. 당신의 의지와 상관없이 몸은 제멋대로 바뀌고 만다.

이 한 가지 상황으로 스트레스가 몸에 어떻게 작용하는지 알 수 있다. 실제로 우리가 조절할 수 있는 몸의 기능은 매우 일부에 지나지 않는다. 의지와 상관없는 자율 신경은 심박과 혈류량, 호흡 등을 결정하며 인체에 지대한 영향을 미친다.

스트레스가 척추 건강에 미치는 영향을 예로 들어보자. 대표적인 것이 혈류량의 감소이다. 스트레스를 받으면 우리 몸은 긴장하고 혈류량은 감소한다. 앞서 설명했듯 척추에 있는 디스크는 대표적인 무혈관조직이므로 혈류량이 적어지면 큰 타격을 받는다. 영양분과 산소의 공급이 원활히 이루어지지 않아 쉽게 노화가 찾아온다.

결론적으로 스트레스를 많이 받으면 척추를 포함해 인체에 질병이 찾아오기 쉽다. 긴장 속에서 움직이면 근육의 긴장도가 높아져 근육통이 생기기 쉽고, 유연성이 떨어지면서 척추에도 심한 압박이 가해진다. 통증에 대한 감각은 민감해져서 조금만 충격을 받아도 척추를 중심으로 쉽게 아프다. 척추 질환자에게 스트레스 관리는 곧 척추 관리이다. 몸은 마음과 연결되어 있고, 때때로 마음은 몸보다 훨씬 강하다. 굉장히 즐거운 상태에서는 누군가 나를 괴롭히고 성질을 돋우어도 화를 내지 않고 잘 참을 수 있다. 몸과 마음을 스스로 조절할 수 있는 상태이다. 하지만 스트레스로 불안하

스트레스 자가 테스트

제시된 문항을 하나씩 읽고 해당되는 것에 체크해보자.

1. 스트레스를 느낄 만한 상황이 자주 있다. (　　)
2. 특별한 이유 없이 피곤한 날이 많다. (　　)
3. 쉽게 잠을 이루지 못하고, 자더라도 중간에 깨는 날이 많다. (　　)
4. 불안, 우울, 분노 등 부정적인 마음에 사로잡히는 날이 많다. (　　)
5. 최근 부부관계가 뜸해졌다. (　　)
6. 단 것이 자주 먹고 싶고, 먹는 것을 주체할 수 없다. (　　)
7. 사소한 것들을 잘 잊어버리고, 집중해서 일을 하는 데 어려움을 느낀다. (　　)
8. 머리가 아프거나 어깨와 목 등이 뭉친 느낌을 자주 받는다. (　　)
9. 소화가 안 돼 화장실을 가는 것이 불편하다. (　　)
10. 감기나 몸살에 자주 걸리는 편이다. (　　)

3개 이하 : 스트레스 조절이 원만한 편이다.
4~6개 : 몸도 마음이 느끼는 스트레스를 느끼고 있다.
7개 이상 : 스트레스로 인해 몸이 망가지고 있다.

고 우울한 상태가 되면 작은 일에도 민감해져 화를 잘 내게 된다. 즐겁게 지낼 때 '약간 뻐근한 정도'의 통증은 2~3일만 지나면 낫지만, 마음이 괴로울 때는 허리디스크에 버금가는 통증을 일으키며 몸의 이상을 불러올 수 있다. 스트레스를 잘 관리해서 건강을 유지해나가자.

Q 척추 환자들도 원활한 성생활이 가능한가요?

A 진료실을 찾는 상당수의 환자들이 이와 같은 질문을 한다. 어느 조사에서는 허리디스크나 척추관협착증 등으로 통증이 생긴 환자 중 절반 이상이 성생활에 대한 두려움과 불편을 느낀다고 한다. 전문가의 입장에서 보면, 몸보다는 정신의 영향 때문에 척추 질환자들이 성생활에 대한 두려움과 불편을 느끼는 것 같다. 사실 성생활을 통해 통증이 더해질 수 있다거나 통증 때문에 성생활이 불가능할 것이라는 생각이 성생활을 방해하는 가장 큰 요인이다.

적당한 성생활은 허리 건강과 정신 건강에 도움을 준다. 근육의 긴장과 이완을 가져오는 성생활은 근육을 강화시킨다. 게다가 성생활 중 나오는 호르몬인 엔도르핀은 기분을 좋게 하는 것뿐만 아니라 자연 진통제로서 통증을 막아주는 역할도 한다. 중년 여성에게 성생활은 에스트로겐을 많이 분비하게 해 골다공증을 예방해주기도 한다. 폐경을 맞은 여성들은 에

스트로겐이 줄어들면서 뼈에 칼슘이 제대로 공급되지 않아 뼈가 쉽게 약해지는데, 적당한 성생활을 통해 이를 예방할 수 있다.

척추 질환자들은 수술을 받은 후 2~3주가 지나 안정기에 접어들면 정상적인 성행위가 가능하다. 요통을 유발하는 자세는 피하면서 횟수를 늘여나가는 것이 안정적이다. 장기적으로 3개월 정도 지나면 성행위에 지장을 주지 않는다.

간혹 수술 후 성기능에 문제가 생겨서 상담을 하는 경우가 있는데, "시간이 지나면서 차차 회복된다"는 답변을 할 때가 가장 많다. 수술 후 소변을 볼 때 어려움이 있다면 성기능도 함께 위축됐을 수 있다. 대소변을 관장하는 신경이 성기능에도 영향을 미치기 때문이다. 신경 손상이 있어 수술을 받은 경우라면, 신경은 짧게는 수일에서 길게는 수개월에 걸쳐서 회복되고 성기능 역시 함께 회복된다. 스트레스를 받지 않도록 마음을 잘 다잡는 것이 가장 중요하다.

Q 허리디스크도 유전이 되나요?

A 디스크에 대한 많은 연구가 진행되고 있지만 '유전'에 대해서는 명확한 답을 찾기 어렵다. 다만, 척추관의 크기는 부모의 영향을 받는 것으로 나타났다. 척추 신경이 지나가는 척추관은 태생적으로 넓은 사람이 있고 좁은

사람이 있다. 척추관이 넓은 사람은 디스크가 튀어나와도 신경을 누르지 않기 때문에 통증을 느끼지 않는다. 검사를 통해 디스크가 튀어나와 있는 것을 확인했다고 해도 특별한 치료를 하지 않는다. 하지만 척추관이 좁으면 디스크가 살짝만 밀려 나온 정도로도 신경을 바로 압박한다. 조금만 디스크가 튀어나와도 수술이 필요할 정도의 통증을 호소하기도 한다. 따라서 신경관이 좁으면 디스크가 발병할 가능성이 높은 것이다.

척추관 외에 척추 질환에 있어 유전이라고 볼 만한 것은 거의 없다. 유전보다는 같은 생활환경이 더 큰 영향을 미치는 것으로 보인다. 부모의 생활 습관을 자녀가 그대로 답습하는 경우가 많고 생활환경 역시 동일하다. 부모가 좌식생활을 하면서 걷거나 앉는 자세에 신경을 쓰지 않으면 자녀 역시 척추 건강에 신경 쓰지 않는다. 나쁜 습관은 다음 세대에 그대로 세습된다. 자녀의 자세를 살피고 척추 건강을 위한 교육이 척추 질환의 유전을 막는 방법일 것이다.

Q 통증이 있을 때도 운동하는 것이 좋은가요?

A 통증에 대한 기준은 서로 다르다. 통증을 주관적 감정이라고 보는 것은 이 때문이다. 의료진이 환자에게 운동을 권할 때는 통증이 운동을 통해 개선될 수 있다고 보는 수준에서다. 흔히 통증은 VAS(Visual Analog Scales)

스코어로 측정한다. 통증이 전혀 없을 때를 0으로, 가장 심한 통증을 10으로 본다. 환자가 느끼는 통증의 정도를 주관적으로 기록했을 때, 의료진이 운동을 권할 수 있는 통증 정도는 2~3 이하이다.

만일 통증이 5 이상 넘어가면 무조건 휴식을 취해야 한다. 이 정도 수준에서 운동을 하면 사고가 발생할 수 있다. 아무것도 하지 말고 누워서 휴식을 취하거나 물리치료를 받는 것이 최선이다. 척추 질환으로 만성통증을 호소하는 경우 환자들은 2~3 정도의 통증은 참으면서 생활한다. 통증이 있고 생활이 불편하더라도 2~3 이하일 때는 운동을 통해 통증을 조절하고 척추를 강화하는 과정이 필요하다.

척추 질환자들이 운동을 하는 주된 목적은 척추 근육을 강화하기 위해서이다. 아프다고 움직이지 않으면 척추 근육은 위축되고, 사용되지 않는 근육은 쉽게 소실된다. 적절한 치료로 염증과 통증이 어느 정도 해결된 상태라면 반드시 운동을 해야만 하는 이유이다. 한 번 통증을 경험하면 척추뼈 주변의 근육과 인대가 제 역할을 할 수 없는 수준으로 약해지기 쉽다. 치료로 염증과 통증은 해결이 되지만 근육과 인대까지 원래 상태로 회복시키지는 못한다. 재발의 위험이 항상 뒤따르기 때문에 척추의 안정성을 회복하기 위해서라도 운동은 필수이다.

척추 질환으로 치료 중일 때 운동은 움직일 수 있는 범위 내에서 천천히 시작하는 것이 좋다. 물리적 자극을 최소화하면서 척추 부위 근육량을 늘려나간다. 운동의 종류와 강도, 시작할 때와 멈춰야 할 때 등을 스스로 결정하기 어렵다면 운동치료사와 같은 전문가에게 도움을 받는 것도 좋다.

Q 고혈압이나 당뇨 같은 지병이 있어도 수술이 가능한가요?

A 고혈압과 당뇨 등을 가진 만성질환자들은 척추 수술에 대해 많은 부담을 갖는다. 통증 자체가 불안을 물고 오는 데다 만성질환에 대한 부담까지 안고 있다 보니 환자의 심리 상태는 더 안 좋아진다. 결론부터 말해 고혈압이나 당뇨가 정상 치료 범위 내에서 조절이 되면 디스크 수술에는 지장이 없다. 수술에서 회복까지 부담을 느낄 필요가 없다는 말이다.

고혈압 환자들은 수술 당일 아침까지는 혈압약을 복용한다. 다만, 혈압약에 아스피린 계열의 약물이 포함되어 있는 경우는 해당 약물을 일주일 이상 끊은 후에 치료하기를 권한다. 아스피린 계열의 혈전용해제나 혈전생성억제제가 지혈을 방해하기 때문이다.

당뇨 환자는 수술 전 당화혈색소검사(HbA1C)를 해본다. 6.0 이하가 정상 수치인데, 그 이하로 조절이 잘되면 수술에 무리는 없다. 혈당기로 체크했을 때 300 이상이나 당화혈색소검사에서 6.0 이상으로 나오면 혈당 조절이 되지 않는 것으로 본다. 이런 경우 미리 입원해서 3~4일 정도 당뇨를 치료한 후에 수술을 한다. 당뇨 조절만 잘 된다면 수술 후 경과는 일반인과 차이가 없다.

강조하고 싶은 것은 고혈압이나 당뇨가 있어도 척추 치료는 반드시 해야 한다는 것이다. 고혈압이나 당뇨를 앓는 이들은 대부분 50대 이상의 중장년층이다. 이때부터는 잘 걸어 다녀야 심폐 기능에 이상이 없다. 척추 질환 때문에 잘 걷지 못하고 통증 때문에 생활의 제약을 받으면, 심폐 기능이 급속도로 약해진다. 심폐 기능이 약화되면 건강 유지가 어렵고 수명이 짧아진다. 정신 건강에도 물론 좋지 않다. 높은 삶의 질을 유지하며 행복하게 나이들 수 있도록, 필요하다면 수술을 받아야 한다.

Q 치료 후에도 통증이 좋아지지 않으면 어쩌죠?

A 급성 디스크 파열로 병원을 찾았을 때 적절한 치료를 받으면 통증은 드라마틱하게 사라진다. 급성일수록 치료 효과가 좋다. 반면 오랫동안 통증을 참아오다가 치료를 시작한 경우, 치료 후에도 통증은 완전히 해결되지 않는다.

척추관협착증과 같이 장시간 병이 진행된 경우, 두세 군데 이상에서 동시에 질환이 발병한 경우, 통증과 함께 마비가 나타난 경우는 치료를 받더라도 잔여 통증을 남기기 쉽다. 치료 적기를 놓쳐 신경이 심하게 뒤틀리고 쪼그라들었기 때문이다. 이러한 신경의 위축성 변화는 수술을 통해 70%는 좋아진다. 나머지 30%는 시간이 지나면서 서서히 회복된다. 짧게는 수주에서 6개월 이상 걸리는 경우도 있다.

이렇게 잔여 통증이 남는 경우 환자는 몹시 불안해한다. 치료 전, 잔여 통증에 대한 설명을 들은 환자들도 통증이 지속되면 "치료가 잘못된 것 아니냐?"며 분노하기도 한다. 잔여 통증이 있을 때는 MRI 등의 검사를 통해 확인하는 것이 좋다. 수술 후 회복되는 자연스러운 과정인지, 수술에 문제가 있는 것인지 정확히 판단할 수 있어서이다. 예상치 못한 합병증의 유무도 확인할 수 있으니 수술 후 검사를 망설이지 않는 것이 좋다.

검사상 이상 소견이 없고 수술이 잘 되었다면, 불안을 내려놓고 시간이 지나기를 기다리면 된다. 수술 후 물리치료 등 부가적인 치료와 운동을 병행하면 통증은 더 빨리 줄어든다. 의료진을 믿고 '꼭 좋아질 것'이라는 긍정적인 생각을 갖는 것도 회복에 도움이 된다.

Q 통증이 사라지면 이전처럼 생활해도 되나요?

A 안타깝게도 한 번 망가진 척추를 100% 원래 상태로 되돌려주는 치료는 아직 없다. 보존적 치료와 수술, 운동 모두 통증을 없애고 급성 증상을 해결해주는 치료일 뿐이다. 척추의 노화 속도를 조금 늦출 수는 있지만 노화 자체를 막을 수는 없는 것이다. 그래서 척추 질환을 유발했던 안 좋은 습관, 안 좋은 생활 패턴을 그대로 반복할 경우 척추 질환은 언제든지 다

시 찾아올 수 있다. 척추 질환의 재발을 막기 위해서는 좋지 않은 습관을 고치려는 노력, 예전에는 하지 않았던 운동을 꾸준히 하려는 노력을 해야 한다.

우선 바른 자세로 서고, 앉고, 걷는 연습을 하기를 권한다. 자세는 척추 관리의 기본이다. 척추 질환을 앓는 환자라면 바른 자세를 하지 않았을 가능성이 높다. 바른 자세를 배우고 연습하면서 습관화하는 적극적인 노력이 필요하다.

다음으로 적절한 운동법을 익히기를 권한다. 척추 건강뿐 아니라 몸과 마음의 건강을 위해서도 운동은 꼭 필요하다. 하지만 야구, 골프, 탁구, 배드민턴, 테니스와 같은 회전성 운동과 라켓 종목은 피하는 것이 좋다. 간혹 수술이나 시술을 마친 환자 중에 "야구를 계속 해도 될까요?"라고 묻는 이들이 있다. 되도록 허리에 무리가 가지 않는 운동을 찾아서 하라고 말한다. "꼭 하고 싶은데요"라는 답이 돌아오면 "그럼 반대쪽 스윙도 연습하세요"라고 한다. 구기 종목 중에 많은 운동이 한 방향으로만 허리를 사용하도록 되어 있다. 이러면 똑같은 질환이 반복될 수밖에 없다. 반대쪽으로도 연습을 하면서 근육의 밸런스를 맞추고, 같은 강도의 근력을 유지할 수 있도록 노력해야 한다. 야구가 됐든 골프가 됐든 유명한 프로 선수들은 반대쪽 스윙도 꾸준히 연습한다. 근육의 밸런스를 맞추면 부상의 위험도 적어지기 때문이다.

강조하건대, 척추 질환은 꾸준한 관리가 필요하다. 관리에는 자세와 운동뿐만 아니라 식습관 조절과 체중 관리 등도 포함된다. 약물이나 시술, 수술 등으로 당장은 아픈 곳은 나았다고 해도 장기적으로 꾸준한 관리를 하지 않으면 척추 질환은 언제든지 재발할 수 있다. 시술로 단번에 완치됐다고 생각하기보다는 '이제 죽을 때까지 관리해야 한다'는 생각으로 긴장을 늦추지 않는 것이 좋다. 무엇보다 관리란 의사나 가족이 아니라 본인의 몫이라는 것을 명심하자.

척추 건강 십계명

1. 반드시 절주, 금연한다.

   : 술과 담배는 혈액공급을 방해해 디스크의 퇴행을 유발하고, 칼슘 섭취를 방해해 뼈
   를 약하게 한다.

2. 한 자세로 1시간 이상 있지 않는다.

   : 수시로 스트레칭을 해야 디스크의 혈액순환을 촉진할 수 있다.

3. 걸을 때는 먼 곳을 본다.

   : 구부정하게 걷는 자세는 허리를 약화시키고 목디스크를 일으킨다.

4. 하이힐이나 단화보다는 운동화를 신는다.

   : 하이힐이나 굽이 낮은 단화는 척추에 무리한 부담과 충격을 준다.

5. 하루에 30분 이상 바른 자세로 걷는다.

   : 걷기는 디스크에 영양분과 산소를 공급한다.

6. 짐은 등에 메고 손에 들 때는 양쪽에 나누어 든다.

   : 되도록 백팩을 이용하는 것이 좋고, 손에 들 때는 좌우 균형을 생각한다.

7. 엎드린 자세로 장시간 있지 않는다.

   : 엎드려 TV를 보거나 잠을 자면 척추의 모양이 변하기 쉽다.

8. 한쪽 근육만 쓰는 구기 운동은 피한다.

   : 테니스, 볼링, 골프 등을 할 때는 반대쪽 근육도 함께 움직여준다.

9. 기름진 음식은 피한다.

   : 기름진 음식은 체중 증가를 부르고, 혈액순환에 장애를 일으킬 수 있다.

10. 통증이 3일 이상 계속되면 전문가와 상담한다.

    : 자연 치유를 기대하며 통증을 장기간 방치하는 것은 좋지 않다.